疯狂的伤寒论 2

——遇见失传的圆运动古伤寒论后传

陈喜生　著

全国百佳图书出版单位

中国中医药出版社

·北 京·

图书在版编目（CIP）数据

疯狂的伤寒论 . 2, 遇见失传的圆运动古伤寒论后传 /
陈喜生著 . -- 北京：中国中医药出版社, 2024.3(2025.4重印)
　ISBN 978-7-5132-8642-8

　Ⅰ. ①疯… Ⅱ. ①陈… Ⅲ. ①《伤寒论》—研究
Ⅳ. ① R222.29

　中国国家版本馆 CIP 数据核字 (2024) 第 014277 号

中国中医药出版社出版

北京经济技术开发区科创十三街 31 号院二区 8 号楼
邮政编码　100176
传真　010-64405721
河北品睿印刷有限公司印刷
各地新华书店经销

开本 880 × 1230　1/32　印张 11.5　字数 234 千字
2024 年 3 月第 1 版　2025 年 4 月第 4 次印刷
书号　ISBN 978 - 7 - 5132 - 8642 - 8

定价　49.00 元
网址　www.cptcm.com

服 务 热 线　010-64405510
购 书 热 线　010-89535836
维 权 打 假　010-64405753

微信服务号　**zgzyycbs**
微商城网址　**https://kdt.im/LIdUGr**
官 方 微 博　**http://e.weibo.com/cptcm**
天猫旗舰店网址　**https://zgzyycbs.tmall.com**

如有印装质量问题请与本社出版部联系（010-64405510）

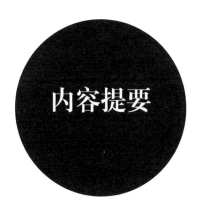

内容提要

　　本书运用幽默睿智的语言解读中医经典之《伤寒论》，融合古今名医研习伤寒的精华，传递合而不同，立足临床的学习之道。秉承传统研究《伤寒论》的六经辨证之法，从表至里，循序渐进，不遗余力地贯穿以精妙的圆运动思想，令中医思维紧紧地拴在一个圆里，展示出了一气周游伤寒的精髓。解释医理和分析经方交替进行，势在让读者领略《伤寒论》的严谨和实用，使原本枯涩难明的《伤寒论》再次被赋予全新的血肉和灵魂。

谨以此书献给我的偶像
黄元御先生和同样疯狂
热爱着黄药师的人儿

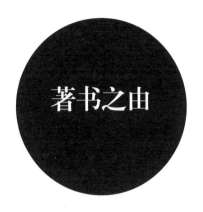

著书之由

和子由渑池怀旧

人生到处知何似，应似飞鸿踏雪泥。

泥上偶然留指爪，鸿飞那复计东西。

老僧已死成新塔，坏壁无由见旧题。

往日崎岖还记否，路长人困蹇驴嘶。

    这是我最喜欢的一首诗，分享给大家，是出于内心深处那份炙热的爱。提笔写这本书的理由，差不多也同于此。

庚子年·春

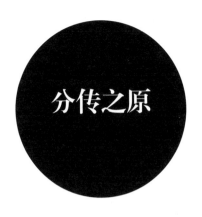

分传之原

　　经过对以黄元御老师的《伤寒悬解》和柯琴老师的《伤寒来苏集》为首的伤寒著作长达数年挑灯窥探后，愚钝的小水牛惊喜地发现，《伤寒论》其实并不复杂，风寒侵入人体的过程就分两大阶段，即传经前与传经后。所以小水牛斗胆自作主张，以传经为节点，把本书分作前后二传：前传叙传经前之事（《疯狂的伤寒论1——遇见失传的圆运动古伤寒论前传》，已出版）；后传说传经后之情（《疯狂的伤寒论2——遇见失传的圆运动古伤寒论后传》，其目录直接从太阳篇第十一论开始），特此公告！

目录

太阳篇

伤寒传经论——

经热内侵，伤寒传经

关于伤寒的治疗，有一个神秘的境界，相传修到那个境界的人，每一次只要不到十元药费，就能让患者完好如初。

听起来很厉害吧？确实厉害，但这是我们都能做到的。就用我们在前传中学到的那些药方，只要瞅准了病证，辨证下药，可以原方不动，原药不改，你会发现，在十元钱之内，真的可以把问题解决，而且一点都不费劲，很多时候我们还要找回人家五元。

这就是《伤寒论》真正让人为之着迷、为之疯狂的原因。别看每个方就那么几味药，每味药就那么几克，但效果就是这么好，贯穿数千年时光的好。"上以疗君亲之疾，下以救贫贱之厄"，这话真实得让人佩服！

不过要想达到这个"十元境界"，必须遵守一个要诀，这个要诀就是"快"！当患者刚得风寒，当头疼、恶寒这些症状刚露出一些端倪时，大家就得行动起来，该用麻黄汤时就用麻黄汤，该下桂枝汤时就下桂枝汤，外寒内热要使大青龙汤时就使大青龙汤，反正就是要快，趁着病情正轻，三下五除二地把问题解决，即可大功告成。再等下去，十元钱恐怕就不够用了，因为有一场吉凶未卜、生死难测的大考验在前面等着我们，这场考验便是"伤寒传经"。

经热内侵，伤寒传经

我知道大家都在等"伤寒传经"这件事，所以咱不卖关子了，直接来——什么是伤寒传经？

《素问·热论》云："人之伤于寒也，则为病热。"风寒外束皮毛，营热不得外泄，郁积在皮下腠理化热，所以人得了伤寒后皆会发热，这是我们熟悉的事情。皮毛一被郁，营热就会在皮下郁积化热，这是每个人都一样的，不同的就是郁积的速度。里阳萎靡的人，营热在腠理聚集得慢，造成了阳气外流之象，人不断寒化；里阳旺盛的人，营热一下就把腠理填满，造成了阳气内壅之象，人不断热化。

关于风寒对人体的影响，在前传中我们只讲到这里，但这事还远远没有结束。

不管人是阳虚还是阳盛，也不管营热聚得快还是慢，随着时间的累积，营热终究都会把皮下腠理这个空间给填满。当营热将腠理填满后，重要的事情就出现了。

虽然腠理已经堵得火泄不通，虽然外逃不再像以往那么轻松，但由于阳性本升散，人上焦的阳火依旧会拼了命地往体表挤来。这就有意思了，腠理这都装不下了，你还拼命地来，这哪里装得下？装是装不下了，所以就发生了一个特变态的现象——内渗现象。

腠理就那么点空间，已经无法再容纳了，出又出不去，皮毛又被风寒郁闭得死死的，没有办法，满溢的阳热只能被迫从皮下这层腠理往里渗透，渗透到里边肌肉、筋骨的间隙去。

我们说过，正常情况下的阳气是通过经络从上焦直接来到皮下腠理的，一般只待在腠理这层，并不会到肉骨间隙里边。但现在不同了，体表的阳热太多，腠理实在装不下，阳热就只能被迫往里边的肉骨间隙渗透。举个可能不太恰当的例子，就像有些不法小贩用针管往猪肉的皮下注水，皮下那层腠理装不下那么多，水就会往里边的肉渗透，这样猪肉就重了。现在我们皮下阳热太多，装不下，所以也就被迫往里渗透，这一渗透，伤寒传经的活动便开始了。

《伤寒说意》有云："人之经脉，自皮毛以至筋骨，不过六层，太阳在表，次为阳明，次为少阳，次为太阴，次为少阴，次为厥阴。厥阴者，经脉之在里也。风寒感袭，受自皮毛，故太阳先病。经气郁隆，不得外泄，次第内浸，相因而发，日传一经，六日而遍。"

因为营热郁隆在皮毛，向外出不去，所以被迫往里渗透，用黄元御老师这里的话说就是"内浸"，由皮毛向筋骨往里一点点内浸。这种向里渗透需要时间，体内的阳气一点点挤来，来到腠理后再一点点向筋骨渗透，一天往里一点，六天渗透至筋骨。

有意思的是，人整个躯壳，由皮毛到筋骨，总共可以分六层，每一层都有一经脉穿行在其间，由浅至深分别为太阳经、阳明经、少阳经、太阴经、少阴经、厥阴经。如此一来，经热一天渗透到一层，一天接触到一经，这就是所谓的"日传一经，六日而遍"。

那么经热的这种内浸，这种日传一经，会导致什么问题吗？

问题可大可小。

我们都知道，每一条经脉里边都连着一个十分宝贵的脏腑，这一点从经脉的名字（足太阳膀胱经、足少阴肾经等）就不难发现。因为经脉连着脏腑，所以日传一经的经邪顺着经脉，就给我们的脏腑来了一次大"体检"。

这次大体检很有特点，就像用打火机顺着煤气管检查煤气瓶有没有漏气一样。如果经脉所连的脏腑都是健健康康的，那就好，经邪打那经脉一过，啥事也没有。可要是这脏腑有毛病，那对不起，经邪打那经脉一过，脏腑直接就会"爆"，原本就不正常的情况立马在原地加速恶化起来。

这就是伤寒传经会出现的事情。

如果六经之脏腑都是健康的，那么邪热传经的过程啥事也不会发生。阳热就只管一天天地往里传，等到六天传到厥阴经就到底了。当阳热内传到厥阴经时就没法再传了，因为整个躯体从皮毛到筋骨都装满了阳热。整个躯体都没有间隙可以容纳阳热，但这时上焦的阳气还会往体表挤来。如此就像一个无法再撑大的气球，还往里边继续打气一样，结果只有一个——"嘭"！所有无处可走的阳热，形成一股强大的力量，最终将整个皮毛"撑破"，孔窍洞开，风寒散去，人自汗而解。十分健康的人，患了风寒感冒可以不药而愈，原因就在这。我们都晓得，有的人得了感冒可以不用治，一个星期自动就好。为什么是一个星期，不是一天、一个月呢？道理也在于此。

这是健康的、和谐的情况。

要是六经之脏腑不是健康的，那情况就不是这样了。邪热在内传的时候，传到哪条经，里面哪个脏腑有问题，那么立马就会让其爆发，让那个脏腑的情况恶化。话说回来，到底会是怎么个恶化法呢？

八个字："热者热之，寒者寒之。"你没有看错，又是这八个字。经邪会让脏腑热益热、寒益寒，让本病热的脏疯狂变热、让本病寒的脏疯狂变寒。事实上，风寒从头到尾就会干这么一件事情，它先是让热（寒）的人变热（寒），再让热（寒）的脏腑变热（寒），它就是会将"热化""寒化"这件事情进行到底。

传经前，风寒能让整个人病热、病寒，这里面的道理我们很清楚，那与阳热郁积到皮毛的速度有关，可是这经邪是怎么让脏腑热化、寒化的呢？

这问题就厉害了。《伤寒悬解》曰："伤寒唯传经一事，讹谬百出。"自古以来的学者，一致认为伤寒传经是一件很乱的事情，而这传经之中最混乱的一个问题就是脏腑热化、寒化的问题。有说经热入里的，有说直入阴分的，还有的直接就说邪热化、寒化的，各种奇怪、玄乎甚至迷信的说法都有。所以就一句话，要在混乱之中把这问题理清楚是有点难度的。啥意思呢？意思是，这么难的问题，你们就不考虑给水牛来点掌声吗？哈哈。

这个问题虽然颇为难解，但答案归根结底就在一个字——郁。

《伤寒悬解》云："人之经气，不郁则不盛，郁则阳盛而生热，阴盛而生寒。"当邪热被迫内渗到肌里时，肌肉之间的缝隙会失去以往的空旷，变得特别拥挤。挤在间隙里的这些邪热会从四周对经脉造成挤压，经脉就好像一条被手掐住的水管一样，一下变得瘀堵，里边流着的经气一下变得难以顺畅通行。这个道理应该不难明白，我们感冒时体疼、头痛大多就是这个原因。

脏腑如储电之瓶，经脉如传电之线。经脉就是脏腑之气输送到全身的通道。每个脏腑都有一条专属的运输大通道，其气血主要通过这条大通道传向身体各处。比如足太阳膀胱经是膀胱的专属大通道，主要就是输送膀胱里边的气血，膀胱里头有啥，它就向外输送啥。

现在经邪郁闭了经脉，让这些大通道变得窄小难行，那么脏腑里边的气血就会很难被输送出来，更多的只能郁滞在里边。交通道路变得拥堵，"货"运送不出来，那就只能积压在"仓库"里，道理就是这么个道理。当气血郁积在脏腑里边后，不好的事情就出现了。如果这个脏腑本有热邪，当经脉畅通的时候，这些热还可以通过经脉分散到别的地方去。现在经脉不通了，脏腑里的热分散不出去，此时脏腑像我们之前做过的比喻一样，成了一座座被封住了出口的"小火山"，火爆热烈的热邪统统闭郁在里，脏腑迅速病热起来。如果这个脏腑本有寒邪，那也一样，经脉畅通的时候，寒气还可以通过经脉弥漫到别的地方去。现在经脉郁滞不通，脏腑里的寒散不去，只能统统憋聚在里头，所以随着经脉一郁，该脏腑就迅速病寒起来。

小时候我们都见过，在街头卖馒头的大妈会给热腾腾的馒头盖上一层被子，而隔壁卖冰棍的大爷也会给冰凉凉的冰棍盖上一层被子。同样都是盖被子，这被子其实就起到了一个"郁"的作用。它能将馒头的热气郁盖在里头，起到保温的作用；它也能将冰棍的寒气郁盖在里头，起到冷冻的作用。

道理都是一样的，经邪郁闭经脉，就相当于给经脉所连的脏腑盖了一层棉被，里头有热就让热郁积而盛，里头有寒就让寒郁积而盛。这就是邪气传经会让脏腑热者益热、寒者益寒的原因，归根结底就是一个"郁"字。

如果一切都正常，既无腑热可郁，也无脏寒能闭，那么经邪会按部就班传到厥阴经，最后经尽汗解。如果在这期间查到哪有问题，那么就会让其脏腑热益热、寒益寒，从此整个传经活动就会彻底陷入混乱。在这之后传经是否继续就不一定了，有的会戛然而止，有的会继续往下，用黄元御老师的话说就是"传无定期，解无定日"。而一个脏腑出问题，又会影响别的脏腑，继而让全身陷入混乱，所以传经之后的事复杂到只能具体情况具体分析。

六经病的本质

传经的过程很复杂，但在我看来却很简单，因为在翻越千山万岭归来后，水牛发现了一个秘密——外邪对人的伤害其实没有变过，它从始至终就是一面病情放大镜！

传经前的事，我们都熟悉，凡是阳盛内热的人遇见风寒，都像一座座被封了出口的大火山一样烧起来，从上烧到下；凡是阴盛内寒的人遇见风寒，都像被大怪物吸吮了阳气一样寒起来，从下寒到上。风寒放大镜的功能，一目了然。

有意思的是，传经后，热的人依旧在变热，寒的人依旧变寒，只不过内热之人不再清一色从上热到下。从这之后出现了不同的热法，有的人是下焦热水爆沸起来，像要给整个身体蒸桑拿似的往上腾；有的人则是中焦出现了一个会变大的火球，像太阳一样向四方灼烧。内寒之人也不再清一色地从下寒到上，而是出现了不同的寒法，有的人下焦寒水失了控地往上渗，疯狂地在中焦建筑湿墙；有的人身体内则如死一般寂静，几乎看不出有动静，连人自己也是昏昏欲睡。

寒、热之人在传经后总共演变出了三种寒法和三种热法，三阴三阳，合而为六。这六种病与自然界六种现象（暑、燥、火、湿、寒、风）几乎相对应，这六种病可以说是在人体这个小天地里向我们展示自然界的六大天象。

为什么在传经后会出现不同的状态呢？

很简单，《圣经》说："他们种的是风，收获的是暴风。"因为人在传经前就是小风、小寒、小湿，只不过在传经活动中被风寒进一步"放大"，才彻底变成暴风、大寒、烈暑而已。

总的来看，风寒就是一面放大镜，传经前其在皮毛，只分得清寒热，因而只能笼统的遇热加热、遇寒加寒。传经后，随着邪气不断深入，看得更清楚，能把寒热进一步细分成下热（暑）、中热（燥）、假热（火）、轻寒（湿）、重寒（寒）、厥寒（风），然后放大病情，最终形成太阳（腑）病、阳明病、少阳病、太阴病、少阴病、厥阴病。这六种寒热之病分别以一经所连的脏（腑）为核心，因此被医圣称为"六经病"，这就是六经病的由来。

接下来，我们就是要逐一来看看风寒在传经后，是怎么把这些"小风、小寒、小湿"一步步放大，培养成"暴风、大寒、烈暑"的。

第十二论

猪苓汤——
太阳腑热，
如蒸桑拿

首先我们来看太阳腑病的种子——下热病，看看它是怎么发芽、结果，最终在身体里蒸起桑拿的。

下热病——上火缘何会尿黄？

《四圣心源》曰："戊土与辛金，同主降敛，土降而金敛之，相火所以下潜也。"

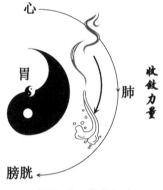

肺胃居右，收敛得令

从前传中我们知道，圆运动的右边有一股强劲持续、类似黑洞吸力的收敛力量——清凉的清气从鼻腔悠然入于肺，下行与胃阴交融在一起，形成了这股专为收敛阳气而生的收敛力量。

健康状态下，这股收敛力量在右方稳稳占据主导地位，清阳相火飘来，即会被这股收敛力量瞬间吞没，凉化为雨，哗啦啦潜收于下。但如果因为各种原因（嗜辣如命、烟酒过度）导致的阳热太多，超出了肺胃的承受范围，那么这些过盛的火非但不会乖乖随肺胃下去，而且还会反过来烧土克金，灼烧胃阴，遏制清气的吸入，对整个肺胃收敛机制造成伤害。自此肺胃收敛失政，不再能正常地收敛阳气，导致平时听话的左边清阳开始肆无忌惮闯入右方，阳聚为火，火就这样在上焦一点点烧灼，直烧得热火朝天。阳盛热病就是这么开始的。

今天不再管上焦如何热火朝天，大伙把目光往下挪几寸，咱来看看中下焦的情况。

这里有一个很关键，但却总被人忽略的常识——虽然肺胃已经不能完全将阳火敛收于下，但是无论如何，只要人还活着，肺胃就一定能将一些阳热给强行敛压到下焦。只不过下行的再也不是被清凉雨露包裹于里的清阳，而是赤裸裸暴露出来的烈火。

本来下来的是清泉，现在变成了烈火，如果论归途，那是没什么区别的，最后都会一咕噜进到膀胱，只不过我们的膀胱大哥可就有话要说了。

"问渠那得清如许，为有源头活水来。"健康的情况下，肺清胃润，汇入膀胱的是清澈透凉的活水，所以膀胱总是一湾清凉池水的模样。这是膀胱最为舒服和安逸的一种状态，因为它是清凉闭敛的，它能轻而易举地把从上焦收敛下来的相火深深地蛰藏于里，再毫不费劲地送到肾脏中去。

除了蛰藏阳气外，膀胱还有一个作用：司管小便。膀胱，别号津液之腑（扁鹊老爷子给它取的），上焦、中焦的津精、水液，众流归焉，最后都会到膀胱集合。而这些来的津水质量有好有坏，有的是细长的清液，有的则是粗浊的污水。这其中粗浊的污水是新陈代谢产生的废液，它们一般很难通过细小的经络穿行于脏腑之间，可是如果长时间滞留在体内，它们也会强行占领经络、闯入脏腑，甚至进入血液中，最后一点点让人变成那个要命的"尿毒症"。幸好，膀胱一边将精细的津液蛰藏于里，一边会把这些粗浊的污水排出于外，这就是小便的由来。

无论是蛰藏津液还是排泄尿液，膀胱都得保持清凉之性，才能很好地完成这两项重要的任务。膀胱清凉通利，水顺畅下行渗透于膀胱，小便清长而畅快，就像《四圣心源》所言："水腑清通，上窍常开，是以气化之水渗于膀胱，而小便利。"

简而言之，一湾清凉的池水就是膀胱最舒服、最畅快的状态。

这么一湾喜欢清凉静逸的池水，现在却有很多火邪往其府邸闯来，膀胱做何感想呢？

难受呀！这些闯入的火热就像火石坠入寒水中一样，在池中躁动着、翻滚着，一下便把往日的平静炸开成碎镜。

所谓海乃百川，有容乃大，如果膀胱这池水足够清凉、足够盈满，总能一声不吭地将流入的阳热给凉化掉，来一缕热烟。膀胱说没关系，我这有的是凉水，来我的怀里吧，我可以用我冰凉的身躯安抚你燥热不安的心。只要膀胱能一直这么强大，一直这么宽容，把所有来的阳热都敛收了，那么它就不会受到伤害，可以继续保持清凉。什么是"包容别人，就是原谅自己"，这就是模板！

可是如果膀胱没有这么大"气量"，本身就水浅不那么凉，面对永不停歇往下窜的阳热，膀胱收着收着，受不了了，怒火不打一处来，这一冒火，膀胱就热了起来。

清凉可藏是膀胱的健康状态，现在被阳热烧成一摊热浊之水，会怎么样？

别的不说，最显著的就是小便不再那么舒服了。《医碥》云："小便白则无火，是黄赤乃有火也。"从上而来的火气会熏烤膀胱里的尿液，尿液受到熏烤，从白色变成黄赤。所以人会小便黄赤，并且在小便的时候会感觉到尿道热烫，再也不像以前那么畅快舒适了。这就是我们有时候上火了，会小便黄赤的原因，只因这时膀胱已经病热了。

当膀胱病热，下热之证就形成了，这就是太阳腑热病的前身。整个疾病形成的过程很简单，热火下行，膀胱受不了，遂而病热。

经传太阳，下热遭殃

单纯膀胱病热是不那么可怕的，不要等会儿去上厕所，小便有点黄，心里就很慌，刚刚有一头牛说这是下热，然后他好像还提到尿毒症，天哪，我该不会有尿毒症吧？天哪，我膀胱的地方好像真的有点疼；天哪，我还有很多梦想没有实现呀……

哈哈，人就是这么被吓死的。

单纯膀胱病热并不会太可怕，其不会热得那么剧烈，因为它有两个散热的通道。第一个就是排尿。虽然尿液有点黄赤，排得不是很舒服，但一般情况下，人还是能把尿排出来的，随着尿液的排出，膀胱里的热也就得到了很大程度的释放。第二个，从经而散。单纯膀胱病热，没有外邪束闭经络，足太阳膀胱经是畅通的，膀胱里的热气总能通过膀胱经往外散去。

任何热病，只要热能有途径可散，都不会发展得特夸张。热病最怕的，就是无路可散。啥叫无路可散？来，让风寒来告诉大家。

《伤寒说意》云："风寒感袭，受自皮毛，故太阳先病。"

风寒感袭，营郁在表，足太阳经就处在皮毛之位，所以每次风寒杀到，邪热不需要花很多时间就会来到足太阳膀胱经身边，然后像一双大手一样，把这条经给掐住，如此膀胱经就变得不再畅通。当膀胱经被掐住后，糟糕的事情就像倒下的多米诺骨牌一样接踵而来。

因为膀胱经被邪气郁闭住了，这条散热之道一下不再畅通，许多阳热不得不滞留在膀胱中，膀胱里的阳热增长速度显著飙升。这些蓄积在里的阳热于是开足火力，大肆地熏灼膀胱里的津液。火烧着烧着，愣是把津液烧结成了团，烧成了像浓痰一样的玩意儿。火热和津水烧结在一块，这个现象就叫作"水热互结"。这就像火熬糖水一样，火烧着烧着就烧出了一团团"糖浆"。当水热互结，出现这样一团团黏稠的固体玩意儿后，痛苦就来了——这些东西压根就通过不了细长的尿道，一下就把尿道给堵住了，于是人小便不利，想尿但就是尿不出来。

膀胱之热有两个散热通道，一个是膀胱经，一个是尿道。好家伙，现在膀胱经被经邪郁住，尿道被浊物堵住，两条散热通道全封闭了。阳火只来不出，从这一刻起，整个身体的阳火就像疯了一样，赶来膀胱烧水，

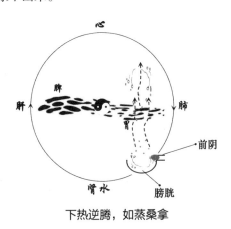

下热逆腾，如蒸桑拿

水越烧越旺，热越积越多，终于爆发的时刻降临——水彻底沸腾，放肆桀骜地往上腾，就这样给我们上方的"各个脏腑"来了一次全方位的蒸桑拿。

伤寒总共有三热法、三寒法，这就是其中的一种热法。热不再是从上一点点往下积累，而是从下焦像蒸桑拿一样，蹭蹭往上蒸。这种热法与又湿又热的暑气正对应，这就是"太阳腑热病"。

如此腑热证，会出现什么症状呢？

首先就是小便不利。水热互结，邪聚前阴，水不得出。这是很难受的，有尿却尿不出来，人强行用力，偶尔可能可以点滴而行，但会感受到燃烧的"火石"撕裂尿道的痛苦，相当不好受。

因为有小便不利，所以就有了另一个症状，就是小腹胀痛。尿液排不出去，上边新陈代谢又不会停止产生浊液，因此膀胱的尿液就会越积越多，直积得小腹胀痛。大家要特别注意小腹胀痛这个症状——当尿液积得没法再积时，尿液会强行把膀胱"撑爆"。尿液最终会撑破膀胱壁，造成膀胱破裂。"活人不会被尿憋死"，这句话可是错的。

小便不利，小腹胀痛，这是太阳腑热病两个最典型的症状。是不是觉得有点少？就靠这两个症状，能确定这人是太阳腑热吗？靠谱不？

说实话，不靠谱，因为并不是只有太阳腑热才有这两个症状。可是教科书上一般只描述这两个症状，咋办咧？大家请往边上让一让，又到小水牛出场的时候了，哈哈！小水牛在这里给大家奉献一招私人秘籍，辨这个证一辨一个准的秘籍。那就是看舌象！

如此患者的舌象很特别，会从舌根处开始出现"又厚又稠"的黄苔（像尿液被烧黄烧稠的模样），黄苔会从舌根往舌尖由下至上蔓延。

另外，患者大便的情况也很特别。由于水气上熏胃肠，大便会像黄土被浇湿一样，变得又稀又黏稠。

当你看到人的舌苔是从舌根往上蔓延黄苔，大便黏稠不成形，再加之小便不利、腹胀，那么这从下往上蒸桑拿的热象就很全了，这基本就是太阳腑热病。

利尿清热，一气呵成

确定人是太阳膀胱热病，接下来该怎么办呢？

首先啥也别想，赶紧干一件事——发汗解表。膀胱之所以会热成现在这模样，最大的凶手就是郁闭在太阳经的邪气，如果不把邪气赶跑，让太阳经恢复畅通，那膀胱是会继续"加热"下去的。所以我们首先得发汗解表，下桂枝汤或麻黄汤赶紧把风寒邪气赶跑，让营热不得再内陷，让诸经重得舒缓。大家从现在开始也可以记住一件事情，即发汗解表是治疗所有外感内伤患者的重头戏，除非实在没法散邪（见太阴篇），否则第一件事就得先将外邪除掉。

把风寒这个魔头除掉后，接下来该怎么办？尿不出来，湿热直往上蹿，上焦原本就热火朝天，这怎么治？

不管火蔓延到哪，烧成什么模样，所有阳盛热病的本质都是火邪入侵了右半圆，夺走了肺胃收敛之权，所以治疗所有阳盛热病的思路很明确——灭掉所有入侵的火邪，让肺胃重得清凉，以复收敛之令。说白了，治疗热病就跟消防员叔叔的工作一样，用尽办法，把侵入右半圆的火灭了就行。比如在前论我们见过的普通阳盛热病，肺胃弥漫了很多燥热之火，我们引来一场雨把那火灭了，天地就会恢复清凉。

说到这，可能有的人会问：小水牛，既然只要把火灭了就行，那现在我们是不是也可以效仿白虎汤引一场雨，让它从上而下，把所有的火邪、湿热统统洗刷下？

不行！不信我们可以试一下。电闪雷鸣，乌云密布，突然大雨倾盆，冷冷的冰雨一时间确实冲刷掉了燥热和烦闷，可是患者受不了，他说赶紧停雨吧，洪涝来了——是的，洪涝来了。雨一窝蜂全落到了膀胱，这些浊水根本出不去，本就水满为患的膀胱一下变得更为拥堵，人腹部疼痛加剧。

太阳腑热患者，其实就像被堵住的下水道，不能只从上面冲水清洗浊物，那会让下水道堵得更厉害。怎么办呢？

很简单呀，下水道堵了怎么办？拿根棍子杵一杵，把堵住的地方先折腾开来，接着再用大桶大桶的清水往厕所冲，这样就能把脏东西统统冲走，让厕所恢复干净。同样道理，治疗太阳腑热病，要先把膀胱前窍堵住的地方通开，再从上焦往下冲倒清水，这样清水就能把所有污浊邪热统统清肃出去，让世界恢复整洁清爽。具体怎么做呢？有请猪苓汤。

猪苓汤

猪苓（去皮）、茯苓、泽泻、滑石（碎）、阿胶各一两。

上五味，以水四升，先煎四味，取二升，去滓；内阿胶，烊消。温服七合，日三服。

猪苓、茯苓、泽泻、滑石渗湿通窍以利尿，阿胶清肺益阴以洗浊。

　　猪苓、茯苓、泽泻这三者是五苓散里的老同事了，它们在这里发挥渗湿通窍的本事，只为了同一件事情——将郁阻在膀胱的火热互结之物给清出体外，恢复尿道畅通。这件事情至关重要，膀胱之所以会热得这么快，膀胱浊热之所以会在我们体内蒸桑拿，直接的原因就是尿道堵滞了。因为这件事情很重要，仲景怕猪苓这三兄弟不够通窍的力度，特意还加一味滑石来滑窍开郁。滑石的功效如其名字一样，可滑膀胱一切之石，这是"滑窍隧而开凝郁，清膀胱而通淋涩"的要药。简而言之，这几味药从天南地北而来，为的是同一个梦想——打通尿道，让浊溺得出。

　　阿胶味甘性平，在这里能够清肺润胃益阴，用我们经常说的话就是，它能够在上焦织云布雨。

　　阿胶特别有意思，我们说过滋阴的药普遍都有一个缺点——阴性亲下，它们进入我们体内会埋头往下跑，所以很多药作用不到上焦，比如地黄、玄参、龟甲都有这个问题。偶尔几味能在上焦滋阴化水的药，比如天冬、麦冬，那又矫枉过正，只作用在上，而下不到下焦来。在这么多滋阴药中，阿胶是最特别的。因为它本性是皮（黑驴之皮），皮处于外，其能作用于外；然后又是用东阿质重的井水熬制所成，所以又具有重浊下趋之性。总的来看，它的滋阴可以从人的皮肤到内里脏腑，无处不至，甚至毫不夸张地说，阿胶能唤醒整个生阴右降之路，它能管右边这一半的大圆。对于阴虚久亏，各个地方都需要补阴的患者，阿胶是好得不能再好的宝贝（唯一的缺点就是太贵）。

《本草疏证》云："阿胶能浚血之源，洁水之流。"能够从皮至下、洁水之流的阿胶用在这再合适不过了，甭管你膀胱的湿热蒸腾到什么地方，我都不怕，我从皮毛至里而下化雨，把所有地方通通洗刷个遍，把所有的脏东西都洗刷而下。这里还要提一下滑石。滑石跟阿胶有个相同的地方，它虽然经常用于通利膀胱，但并不是只能在下焦工作，它也是一个能从皮毛腠理作用至膀胱的主。《本经逢原》说："（滑石）上能散表，下利水道，为荡热散湿，通利六腑九窍之专剂。"因为上下能通行，又加之其性大寒，所以它和阿胶在一块，就如同石膏和知母一样，能合力在天空化出一场清凉化热、滋阴祛浊的妙雨。

猪苓汤总共就两个作用，一通一清——一通膀胱之郁，一清脏腑之热。人喝下猪苓汤后，尿道得通，大雨得下，一场清凉透爽、通彻天地的大雨哗啦啦落下，将所有的污秽、湿黄通通洗刷而下，并从尿道一并冲出。人经过痛快地、大肆地排出一泡污浊不堪的尿后，整个右降之路焕然一新，洁净如初。前窍畅通，小便复利；浊液得出，腹部舒缓；污热荡除，热象消散。猪苓汤荡洗了又热又湿的盛暑，瞬间换来了又清又爽的凉秋。

　　岁月静好，细水长流，经过一番清通湿热后，肺胃右降之路重得清敛，重新占据主动权。左边清阳云雾飘来，瞬间被化散开来，只见一缕缕洁净清凉、隐隐约约藏着生意的清流自上而落，归于膀胱。

　　看！那又是好一湾清凉静逸、与世无争、甘居于下的池水。

第十三论

太阳血热证——

热入血室，

其人如狂

太阳血热，其人如狂

如果下焦刚开始热，膀胱这个臭水池刚开始冒烟、蒸桑拿，人都能立刻行动起来，抓紧喝上几剂猪苓汤，那么今天就到此为止，后面没有啥好说了，这个病就是到这了。不过还是有很多人愣是给膀胱邪热留下了酝酿大事的充足时间和机会。

如果人排不出小便，却没有及时处理，那么膀胱的热就会越聚越多，接着膀胱就成了一个"热源"，转而向四周氤氲放热。

膀胱的热会从右降之路逆腾而上，这是秃子头上的虱子——明摆着的。膀胱就在右降之路的终点，它不再正常清敛封藏，其火自然而然会逆腾而上，逆伤到胃，上灼至肺，最终把整个右降之路搅得污秽不堪。那小水牛想问大家一个问题，你们说这膀胱的热会不会烧到左升之道去？

大家想想，这膀胱的热会不会影响左路的肝、脾、心？

答案是会！所谓城门失火，殃及池鱼。膀胱与肾脏是近在咫尺的邻居，膀胱烧起来，那火免不了就会窜到肾脏去，再由肾上腾，进而烧至整个左路。

有的人可能会说，肾、肝、脾这一路是升阳之路，本就是一派阳热升腾的景象，这再来点火应该不会有

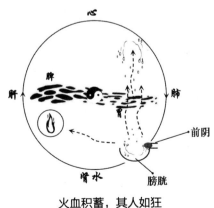

火血积蓄，其人如狂

什么坏影响吧，好像还能助阳气升腾呢？

这是一个很好的问题，火来到阳升左道会不会有影响？当然会，而且弄不好会彻底摧毁掉一个人。

当膀胱的热蔓延至肝肾后，一开始确实只会让左升之阳燃烧得更起劲。一时间，人上焦会多许多可供挥霍的阳气，这就是人得了热病起初总觉得精力过旺、不知疲倦的原因。但如此好景难以长存，当膀胱之火来得越来越多的时候，出现了一个问题，火邪会把肝中原本滋润流滑的血液硬生生煎熬成黑暗结块的瘀血。这个过程如同用武火熬炼膏药一般，本来流动的药汁被火熬成了凝结的膏药。火刚刚在膀胱是烧糖浆，现在来到肝脏是熬膏药，就是这么回事。

当肝血被活活熬成瘀结的膏药血块后，会像拦路的大石头一样一下横在左升之道中，这样一来，由下而上的阳气就不能再顺顺畅畅、大摇大摆地往上走了。阳气被瘀血挡在下面，只能无奈地在血块下积累，积累到一定程度就会轰的一下往上冲。这一冲，人就出现了"小腹急结"的症状，人的肚子急结抖动。大家能明白吗？瘀血挡在了左升之道上，平时只有熙熙攘攘的阳气能透过去，更多的阳气被挡住，越挡越多，最后阳气郁而化火，一轰而散，疯得往上冲。

这些邪热郁极而发，上冲心神，人随即出现了"如狂"的症状。所谓的"如狂"就是人好像疯了，开始说胡话，神志不清楚，注意这时还没到脱光衣服到大街上跑、见人就骂、遇人就打的地步，像《伤寒溯源集》所说："谓之如狂者，狂而未甚之词，其语言动静，或是或非，犹未至于弃衣而走，登高而歌，逾垣上屋，妄言骂詈，不避亲疏之甚也。"

简单地说，这人疯了，但现在还没那么严重。关于疯了、狂了这个症状，很多时候都是一带而过，就连我们的汪琥老师也仅仅说了一句："如狂者，乃邪热之气，上熏于心，以故妄乱。"小水牛不才，今天我想跟你们一块儿，稍微深入了解一下这个"狂"，因为这涉及一大类病的论治。

为什么邪热上熏于心，人就会狂？我们之前也遇见过热扰心神的白虎汤证，那人最多也是烦躁，没说会狂呀，怎么到这就狂了，难不成是这里的热更旺更烈吗？

要整明白这个问题，我们得来认识两个火——一个君火，一个相火。

在健康的人体内，阳气从左路一步步升腾到上焦后，会化为两种火，一种是留在心脏里的君火，另一种则是离开心脏跑到身体各个机能去的相火。这两种火有截然不同的作用，君火安逸而静处，它就待在心脏里，负责思维、任物、感受等一切"脑力"活动；相火性炎而飞散，会到各个机能去，包下温暖、运动、炎升、蒸腾等一切"体力"活动。相火和我们生活中看到的蒸汽没有本质区别，可是君火很特别，它除了有如同蒸汽的"凡体"外，还有先天一点灵光，这灵光叫作心神，其本源是固守于肾水中三元合一里的元神。

大家有没有这样的经历——到一个偏僻的陌生地方，明明看到环境里没有什么奇怪的东西，但心里隐隐就觉得发毛，总觉得哪里不对劲，瘆得慌，好像有一些不知名的黑暗事物存在似的。这其实就是我们君火中的心神在发挥"感受"的作用。顺嘴说一下，心神能够感受到的信息是超乎我们想象的，所以当你莫名感到害怕的时候，最好还是早点离开。

大家此时此刻看着这本书，边看边思考，这也是君火在主事。你现在是不是处在一个相对安静的环境里？图书馆？书房？厕所？有没有想过人为什么会喜欢在安静的地方学习？

其实不是我们喜欢，而是君火喜欢。君火有一个特点，那就是特别喜欢"安静"，尤其讨厌纷扰。只有在安静的情况下，它才能思考得当、分析精准，从而达到最好的效果。这就是无数伟大的著作和发明都是在寂静的深夜里诞生的原因。

君火是一喜欢安静的主，但有一个"人"却有事没事总喜欢来骚扰它，这个"人"就是相火。只要肺胃这个收敛机制稍微出问题，相火就会逆腾上燔，直扰心神。因为这是特别容易出现的事情，因此为了更好地将宝贵的心神保护起来，造物主就修了一层精密的围墙包住了心脏，这围墙就是"心包"（也就是心脏外的那层膜）。因为有心包的保护，相火在逆腾时，就不能直接伤害到心脏，它最多只能在外面大喊大叫，让在心脏这个房间里看报学习的心神感到烦躁而已。

但现在的情况可不是这样，火并不是在右路上逆冲击围墙，火可是从肝脏顺着左升之道直接往上。左升之道本来就是心火生成之道，这邪热一爆发可就不是在窗外了，而是直捣黄龙，直接就杀到屋子里，把君火、心神搅得一塌糊涂，人遂出现神志混乱的狂证。所以同样是热熏心神，这里之所以非常容易出现狂证，不是因为这里的火尤其大，而是因为这里的火是顺着生化阳神的道直接杀入心脏里，对心神造成直接的伤害，就像黄元御老师说的："血者，心所主，胎君火而孕阳神，血热则心神扰乱，是以狂作也。"因为很少有人分析这个问题，所以很多人并不知道心外和心内的区别。在这里小水牛真心想呼吁一件事情，对于情志病的论治，包括当下疯狂在发展的抑郁证的论治，大家应该多关注阳气左升这条道，很多时候症结都是在左边，老在右边敛阳、降火、安神，除了把人折腾得昏昏沉沉外，没有半点用。

言归正传。热邪上冲前与瘀血交争，人小腹急结；热邪急冲上乱心神，人发狂，这就是传说中的"热入血室"证。关于"血室"，柯琴老师在《伤寒来苏集》是这么说的："血室者，肝也。肝为藏血之脏，故称血室。"关于这一点，自古都有一点点争议，张景岳老师说血室是胞宫，喻嘉言老师说是冲脉，还有的老师直接说是热结膀胱。关于这个争议，小水牛也不想说得太绝对，我只能说柯琴老师这个解释是我觉得最为恰当的，欢迎各位继续探讨。

现在人小腹急结而痛，神志突然就不正常，嚷嚷着要去山上造导弹了，这得赶紧治，等下把导弹造出来，他还不得把地球给轰平了，那可不得了。怎么治呢？

怎么治？你们说该怎么治？

猪苓汤！

猪苓汤能治这个证？

不行，但得先下猪苓汤。

肝血之所以会热结，就是因为膀胱之热，所以得先下猪苓汤利尿清热，除去膀胱这个热源。这里一定要记住先除去膀胱之热，否则这病是不可能治好的，无论你怎么折腾，膀胱热不除，它会一直让肝血瘀结，不把灶下的火灭掉，灶上的汤汁一直都会变糊，所以仲景老师在这里一直强调"小便自利者，下血乃愈"。

当膀胱的热清去，人的小便自利后，接着就得来对付瘀血，只要把血室里的瘀血攻下去就可以痊愈了。正是因为瘀血结郁阳热，让阳热在左路蓄积而发，才导致人如狂。如果把这血块一清，肝血青龙重得自由翱翔，人啥事也没有，所以我们得想办法把血给下了。怎么下呢？有请桃核承气汤。

桃核承气汤

桃仁五十枚，去皮尖；桂枝二两，去皮；甘草二两，炙；大黄四两；芒硝二两。

上五味，以水七升，煮取二升半，去滓；内芒硝，更上火微沸，下火。先食温服五合，日三服，当微利。

桂枝、桃仁通经破血；大黄、芒硝下瘀而泄热；炙甘草保护中气。

攻下瘀血的思路很粗暴（好像所有攻下法都是这么粗暴），那就是把瘀结血块打散，然后用一股蛮力把这些瘀血给推下去，引到大肠而出，就像是处理山体滑坡挡在路中间的石头一样，先把大石头敲碎，然后集中用车清走。

桂枝和桃仁在这里就起了化解血块、打散瘀血的作用。桂枝温散发舒，性与肝合，得之脏气条达，用在这里可以疏畅经血。桃仁通经行瘀涩，破血而化癥瘕，是破血化瘀的主力，在这里就负责将血块打散成碎片。

桃仁和桂枝合力把血块化散后，剩下的工作就交到了大黄和芒硝的手上。

大黄苦寒迅利，芒硝咸苦大寒，两者合在一起，总能形成一股很迅猛的下泄之力。一般它们都是用来利谷道，开结闭的，也就是"通大便"。在这里，它们能跟随桃仁来到血分，发挥"扫腐败而荡郁陈"的作用，把散碎的血块积热统统地扫除下来。

为避免因下血伤了中气，仲景还加了甘草来护中固正。

总的来看，桃核承气汤有两大作用：一是化瘀；二是下血。瘀积得化，血热得下，积蓄在血室的瘀血随着粪便，一道从肛门滚滚而利。人喝了桃核承气汤，"当微利"，以能看到黑血拉出来为准则，拉出来的黑血就是原本拦在左路的血块。

瘀血积热清除干净后，肝脾左升之路，豁然开朗，肝血重新缓和而又不失积极地往上升腾；所化君火精壮而安稳，人自此告别疯狂与混乱，走向平静和安宁。

瘀热结深，少腹硬满

热刚入血室，瘀血还不是很稳定，热邪总是冲破瘀血而出，患者经常出现血热交争，小腹急结的情况。那么如果患者没有得到及时治疗，就这么拖下去，会怎么样？

结果还蛮特别，你会看到患者小腹急结的频率会越来越低，发狂的频率也越来越低。

是不是挺奇怪，越拖下去，情况看起来还变得更好了？

嘿，别被表象欺骗了！

如果不治疗，那么随着热邪的熏烤，瘀血会变得越发稳定、越发结实，这时你去按压患者的肚子，会发现肚脐下有又硬又满的结块，这就是已经结实的瘀血，所谓"少腹当硬满"。

因为瘀血已然结硬，郁积在下的邪热很难轻易破瘀而出，心神便得以不那么频繁地受扰乱，因此人不会动不动就发狂。可是反过来看，因为瘀血的阻碍，能够正常上行于心化为神气的阳气也就越发稀少，人神气萎靡。人慢慢丧失学习、交流的能力，大家有没有发现生活中那些得了精神病的人在没发作的时候都呆呆的，就是因为瘀血阻碍了神气的升发。

俗话说得好——平时越平静，爆发起来越吓人。受郁的阳热平时是不太能上腾，可积到一定程度，积到无法再积、一举将瘀血突破的时候，那就完了，阳热会像杀疯的狼一样，轰的一下全往上杀去，杀他个天昏地暗，扰乱日月乾坤。这人不是拿起刀见人就砍，就是点起火见房就烧，你拦都拦不住，除非能马上给他打一针安定，要不然就只能等他累趴下。

治疗如此久病而狂的人，桃核承气汤就不够用了。因为瘀血太结实，靠桃仁和桂枝根本化不开，血块化不开，大黄和芒硝就推不动，所以桃核承气汤不管用。我们必须加大化血破瘀之力，有请抵当汤。

抵当汤

大黄三两，酒浸；水蛭三十枚，熬；虻虫三十枚，熬，去翅足；桃仁二十枚。

上四味为末，水五升，煮取三升，去滓。温服一升，不下，再服。

桃仁、水蛭、虻虫破瘀；大黄下热。

瘀血在少腹已经是"硬满"的状态，单靠桃仁独自化瘀太强人所难。所以仲景老师这回派了"重型导弹"来帮忙——水蛭与虻虫。水蛭和虻虫分别是飞在天上和游于水中的"吸血虫"，两者性皆峻猛，尤其善于破血消积。虻虫和水蛭这两味药很有意思，虻虫是飞在空中的动物，而水蛭是生活在水中的动物，入药时，同是破血，这飞起来的虻虫就是更擅长破上焦的血，而这潜下去的水蛭就喜欢破下焦的血，就像《本经疏证》总结的："云虻虫水蛭，一飞一潜，皆吮血之虫也。在上之热随经而入，飞者抵之；在下之血为热所瘀，潜者当之。"

因为瘀血已深，单靠桃仁不足以破，又因为不知道血瘀到哪个地步，所以仲景同时下了能潜能飞的水蛭和虻虫这两大绝顶高手来破血。

大黄还是一样，就等候血化而攻下。由于血积已深，抵当汤得单刀直入以斩关取胜，所以虽可护中气但性缓碍行的甘草在这就不用了。

因为血可能极硬极深，未必能够速战速决，如果喝了药没有反应，那就要继续喝，直到下血为止，就像仲景叮嘱的那样："不下，再服！"反正就是要化血而下！

当抵当汤一骑绝尘，把瘀血硬结化成一摊臭血而下后，肝升脾腾，神气自疏，人的精神世界如重生般洁净如洗，他从此告别过往痴痴呆呆、疯疯癫癫，被他人视作怪物避而远之的地狱，重新回到了这个充满希望、充满爱的人间。

因为受黄元御老师"怒治知州"那个医案的鼓舞，小水牛过去在情志病下过很多的功夫，也见识了很多有情志问题的患者。

有一部分（应该说是很大一部分）因血瘀化热而狂的人，都是能用抵当汤治愈的。而且只要瘀血下了，人很快就会变正常。有的人病了几年，血下后第二天，这个人的眼睛就冒出了正常的光，后面就是个正常人了。另外请允许水牛再啰唆一句，治疗情志病真要在左路多思考、多做文章，也希望有更多人投入情志病的研究中来。心里的苦远比身体的痛来得更让人崩溃，站在悬崖边上的人其实都是在苦苦等待一只可以挽救自己的手。

太阳之缺，疯狂之源

关于下热蒸桑拿的这种热法，《伤寒论》就讲了猪苓汤证和热入血室证。没了，显然这是有所遗漏的。

猪苓汤证是热刚烧起来，热入血室是膀胱热烧到左升之道，很明显，这少了一大块膀胱热逆烧于右降之路的内容。事实上，火右逆而上才是最常见的，最典型的就是黄疸，膀胱湿热右逆熏于皮肤，黄疸则生。关键是太阳热病最终的结局是什么，也没有提到。而其他阳明、太阴等篇从轻到重，从生到亡每个阶段都有完备叙述，唯独太阳篇就只有这么两个证。

为什么会这样？两种说法，一是这一块内容在传播中遗漏在了历史长河里，二是仲景当年忘写了。

不过这不重要，重要的是太阳腑热病现在是不完整的，有缺漏的。所以大家可以待在这里继续钻研，想想这太阳腑热病到底还会发生什么事，把后面的遗漏补全。

一直以来我都觉得《伤寒论》太伟大，仲景太厉害。后来发现，哦？原来也有不足的地方。从那时起，我看到了超越仲景的希望。有缺陷就意味着有希望，意味着这是一个欣欣向荣、可以不断发展的学科。真的，就是此时此刻，我也还在琢磨着怎么超越仲景，而且我很自信，未来我或你一定能够超越他老人家。

我是不是有点狂？

我不是狂，我其实是疯了，哈哈……

阳
明
篇

第十四论

阳明热病——

太阳 一个越加炽热的

　　说了由下热病通过传经演变成的太阳病，接下来说说阳明病的前身——中热病。下热是热火下行，膀胱受不了，反被火烧成沸腾的臭水池。那么什么是中热呢?

中热——天水不降便难行

　　只要阳盛火热，受肺胃强行敛压的相火就依旧还会流窜到膀胱，但并不是所有的膀胱都那么怕热。膀胱的水如果非常充盈也非常清凉，那么一时半会儿是不惧这点热火的。只见这闹腾的邪火闯入到膀胱壬水后，"滋"的一声，如同一小火柴投入大海中一样，微微的热闹瞬间消失而平静。膀胱壬水依旧是清凉的状态，小便也依然是清长的样子。因为火烧不到下焦，上焦过盛的阳火便只烧到了胃腑。

　　膀胱尚有逃过一劫的机会，胃腑则是无论如何都躲不过去的。只要上焦有过盛的阳火，肺金就会把它们风风火火地赶敛到胃中，而靠胃腑那点胃阴是收不了这些火的（不然也成不了热病），只见胃腑瞬间热了起来。

　　我在这里问一个问题，我们知道"水谷入胃，消于脾阳"，水谷来到胃这个酒囊饭袋后，脾阳就会来磨化，现在胃中不只有从下炎来的脾阳，还有自上敛得的

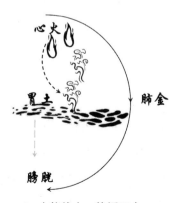

水能伏火，热燔于中

邪火，请问这个邪火能不能帮着脾阳一块磨化谷物？

你们说能还是不能？

当然能！大家不要轻信啥邪火不能杀谷的话。火本身并无邪正之分，所谓的邪火，只不过是放错了地方的阳气。这里的"邪火"本来如果顺利下潜到水中，再摇身顺着肝木上腾，那人家也是正儿八经的脾阳。为什么转了一圈化成脾阳之后就能消谷，现在被套着个邪名就不能消谷了？没有道理，事实也证明了这点——邪火来到胃后，人明显食量增大，饥饿感迅增。

原来消化一个馒头要半个小时，现在一个馒头下去，没过几分钟肚子就又开始叫了。邪火能够助力消谷，这看起来好像还不错，特别对于那些平时没有啥食欲的人来说。那么它会不会造成什么不好的影响呢？

会的，最明显的就是它会浪费粮食。这种人是最消耗粮食的。这可是一个很严肃的社会问题，如果全国都是这样吃了就饿、饿了就吃的人，那么国家负责粮食部门的领导可就有的愁了。他会发现国家的粮食怎么都不够老百姓吃。所以中医学得好是很有价值的，最起码我们可以帮国家分担粮食的压力，嘿嘿。

除了消耗更多粮食外，还有另一个问题，那就是会产生更多的粪便。

《四圣心源》云："谷入于胃，脾阳升磨，精华归于五脏而化气血，糟粕传于大肠而为大便。"

尿是水的尸体，屎是米的尸体，世间的食物都由精华和糟粕组成的，当这些食物里边的精华通过脾阳磨化释放到五脏后，会留下那没用的"尸体"，成了粪便。

患者现在吃得多，消得快，产生的粪便也就多了起来。

我们都知道，粪便从胃腑滑入肠道以至从魄门而出，整个过程除了其自身的努力（重力）外，还得有赖于津液的滑动。如果在肺凉胃清的健康状态下，那倒也不会有什么问题。肺凉胃清，天之雨露哗啦啦地下，这水运载着粪便通畅快意地滑落，那叫一个畅快淋漓，此时粪便多一点少一点没多大差别，这就是"水滑舟行"。但现在不同了，天干地燥，上天不下雨不说，反倒降下又燥又热的邪火，这火放肆地灼烧胃肠的津液，使得胃肠越发热燥，不断增加的粪便就像一艘大船驶进一条越发干涸的河道，粪便越发难以下行，这就是"无水舟停"。

简单地说，如此患者会出现便秘的问题，干燥的粪便会像从山上滚落的石头，横七竖八地堆积在肠道中。

当粪便停积在胃肠后，随即出现一件事情——被肺强行赶下来的邪热来到胃肠后赖着不走，直接钻入粪与粪之间的间隙里。

随着肺呼吸的进行，越来越多的火热就这样钻入燥便之间，胃腑肠道也就变得越发燥热。

事情发展到这里，中热病就形成了，整个过程就是热不断来到胃腑，不断和粪便夹杂在一起，这就是阳明实热病的前身。

经传阳明，烈日四照

单纯这样的中热病并不可怕，因为跟单纯膀胱病热一样，它也有着属于自己的散热通道。

　　第一条，从经而散。单纯胃腑病热，没有风寒外邪束闭，其足阳明胃经畅通，胃里头那见缝会往外冒的热气，总可以通过胃经往外散去，所以胃热不会积累得很快。

　　第二条，排便而出。因为热火不会积累得太快，因而胃肠的津液也就不会耗损得太猛烈，人的肠道不会马上陷入完全"水枯舟停"的地步。虽然不能再那么畅快，虽然人憋得脸红耳赤，但通过一番"努力"，还是总能将粪便排出来，人顿时就舒服了，潜伏在胃肠的阳火随着外出的粪便一轰而散，只见一股浓郁得不可描述的热气以粪便为中心，向整个厕所弥漫开来……

　　因为有这两条散热通道，尤其是粪便还能通行，导致胃中的实火不会发展得很厉害。

　　不过，当风寒外邪杀来之后，事情又不一样了。

　　在伤寒的世界里，很多事情都会变，唯独不变的就是风寒。可怕的风寒它们又来了，啥话也没有，立马郁闭了皮毛，蓄积了营热，然后就开始了传经的大戏。按照传经的顺势，这一次它们一样是先郁闭了足太阳膀胱经。可是我们知道膀胱并没有毛病，所以经邪来了会怎么样呢？

　　风寒只对有毛病的对象下手，因为膀胱并不病热，所以无热可郁，只见经邪郁闭了半天，膀胱整湾泉水还是一副冰凉的模样。就这样，经邪继续在肌里蓄积，第二天便杀到了足阳明胃经，经邪一下就遏闭住了胃经，掐住了胃的喉咙……

　　经热将阳明胃经掐住，胃腑没办法通过这条途径散热，这回轮到胃土这座小火山被封住了出口，大量的热在里头郁积了起来，胃腑迅速升温。随着阳火的飙升，胃肠的津液随即加快了被灼干的步伐，最终时间这个"魔鬼"活生生让胃肠完全陷入"水枯舟停"的境地。

这回不再像之前那样有商量的余地，而是任凭你如何努力，就算憋得肠裂肛破流血，粪便也不为所动，一点也不愿意出来。

当情况发展到这个阶段，那么便宣告胃的所有散热系统全线崩溃，经不得散，魄门不得开，邪热彻底疯狂地在胃腑蓄积，胃肠彻底疯狂地"失津病燥"。

全身的阳气在这时就像着了魔一样，排着队来到胃，络绎不绝地潜伏在粪球中。随着饮食的进行，随着渣滓的形成，也随着相火的降落，胃中的粪球越滚越大、越聚越热。除了没有火焰之外，胃中的粪球俨然是一颗燃烧的火球，在胃中"冉冉出现"。

当邪火与粪便相结后，便宣告人体从缥缈之热走向了结实之火，所谓"火本无形，杂之与粪而为实也"。

这就形成了阳明实热病。阳明实热病最终呈现出来的结果就是胃中实热越积越多，越积越旺，热与粪结成的星星小火球眼看就会烧成熊熊大火球……

随着时间的推移，越来越多的阳热蓄积在胃肠中。这些本性躁动、像孙猴子一样闹腾的阳热并不会老老实实地待在胃肠。只要燥粪稍微松动，本性升炎的它们，就会从间隙逃脱出来，嗖的一下往上蹿，这些热蹿到上焦，烧灼肺津，让人口舌燥渴；杀到心包，扰动心神，让人烦躁不安；前仆后继地涌向体表，聚阳成火，让人体温飙升。

除了上蹿之外，它们还会下逃。由于紧实燥屎的阻挡，总有一些"孙猴子"会被这些大石大山给活活压在下面。阳热郁而不得升，只能不断憋屈地在下囤积。当憋屈在下的火气越聚越多，多到胃肠无法容纳的时候，转而就往下奔散。这些火气首先就近地往肠道的魄门散去，大量火气浩浩荡荡地穿过魄门，一股强大的气浪震荡了环形的肛门括约肌，如同气流穿过笛子一般，发出了"噗"的一段算不上完美的旋律，这就成了"屁"。大家可不要觉得放屁很尴尬，这其实是一件好事。能够放屁，说明肛门还没有被堵死，里面的热气还能出来。如果燥粪完全堵死了出口，那时想放屁还放不出来呢。

蓄积而下散的火气除了从肛门出来外，还会形成一股强大的外发之力从前阴而出，它顺带会把膀胱里的水给推波出去，只见人小便显著多了起来。关于这个现象，现代伤寒大家刘渡舟老师是这么说的："胃肠燥热很盛，劫迫津液从小便偏渗，不能还于胃肠，故大便燥结，小便却反频数。"各位注意，这出现了一个与太阳膀胱热病完全不一样的症状，人不仅能小便，而且小便是既频多又数急，就像有什么怪物在里头拼命赶着尿液出来似的。

上能灼津而为渴，下能驱水而为数，这能辐射上下的中土实火像什么？仔细看看它像什么？

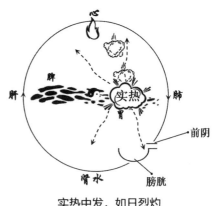

实热中发，如日烈灼

不知道？

嘿，"炎炎烈日燃，灼灼照四方"，这不就是太阳吗？

自然界的太阳最伟大的地方在于燃烧自己普照四方，而我们中焦的这个实热真正就有着这样"温暖世界"的能力。位处中焦的它，顺其本性能炎升到上方，把上焦这个世界烧得火红，因郁积下泄能遍布到下方，把下焦这个世界烧得干裂。上下皆能通达，其火热能从中焦这个点辐射至整个天地。

这就是人得了风寒之后的另一种热法，这种热不再是像蒸桑拿一样从下熏到上，而是从中焦向四周燃烧扩散放热，真就如同有一个烈日悬挂在中焦，在放肆桀骜地烤灼着天地万物。这种热法与自然界中又热又烈的燥气相对应，这就是阳明实热病。

学习阳明实热病，啥也不用管，只要记住肚子里（胃腑）有一个太阳，而且这个太阳是越发庞大、越加炽热的就行。小水牛保证，只要牢牢抓住这一点，那么论治阳明病自此会得心应手，因为我们已经牢牢抓住了它的魂魄。

如果要用专业的术语来总结的话，那么也可以这么记——太阳热病是火与尿结而发于下，阳明热病则是火与粪结而发于中。

是不是很简洁？

就是这么简洁！

恶寒自罢，汗出恶热

便秘，口渴，小便数热，肚子胀满，能够感觉肚子里有个向四周辐射的"火球"在快速生长，另外还有发热、恶寒等表证，该怎么办呢？

别急，可以先等等。

这里很有意思，这是少有可以"等"的病。目前有两个问题需要处理：一个是外邪，另一个是实热。但如果我们稍等一会儿，就只需要处理实热，因为外邪会自解！

随着胃火太阳的变大、变热，从中辐射于体表腠理的热火会越来越多（表现为人的体温越来越高），等腠理的热火多到不能再多时，就会"轰隆"炸开来，强行将缠绕在表面的外邪给冲散成碎片。阳热爆散，人自汗而出，自此内外皆热，再无表寒。

如此自汗现象会来得很快，人可能早上才形成阳明实热病，晚上就大汗淋漓。在《伤寒论》中就罕见地记录着这么一段师徒对话。仲景有一个学生问他："老师，我在临床上发现，风寒才刚刚传到阳明经，有一些患者，昨天还把棉被披在身上，可今天却马上热得要脱光衣服，这是什么情况呀？（病有得之一日，不发热而恶寒者，何也？）"

仲景老师耐心地说："这是因为胃热感郁隆盛而发，气蒸汗泄，一下就把寒邪散走的表现。因为寒邪已散，这时人内外皆热，所以特别怕热，衣裳盖在身上，就如同覆盖住大火的布囊，人不由得去之而后快。（虽得之一日，恶寒将自罢，即自汗出而恶热也。）"

汗出邪散，风寒外邪没有了，自然也就不再有什么往下传经的事情了。所以阳明病患者自汗后，不会再有任何变数（自然状态下），从此"但入胃腑为热"，从此就是有一个越加热烈的"太阳"烧灼四方，人彻底走进了纯阳病热的死胡同，就像黄元御老师说的："阳盛之人，太阳被感，腑热郁生，其始热未极盛，犹见恶寒；俟至二日，热盛之极，气蒸汗泄，则恶寒自止。此但入胃腑为热，不入三阴为寒者也。"正所谓"阳明居中，土也。万物所归，无所复传"（《伤寒论》）。

有的人可能会说，小水牛，我等不及患者自汗，因为只要表邪在体表待一分钟，就会郁闭实热，封住火山口，让实热多一分钟疯狂发展，我想早一点赶走表邪，有什么办法吗？

还真有！

《伤寒论》有云："微恶寒者，表未解也，可发汗，宜桂枝汤。"如果患者实热还没爆发，依旧微微恶寒，表还没有解，那么可以用对证的桂枝汤或麻黄汤发汗散邪。

这里问题就来了，麻、桂可以发汗散邪没有问题，问题是患者现在里头聚了那么多热，还下辛温大热的麻、桂，这不是火上浇油吗？

是的，是火上浇油，但目的就是火上浇油。此时下辛温麻、桂的目的就是提前让火山爆发，让里热冲散外邪。

这说来也有点无奈，现在的情况是我们不想等，想马上发汗散邪，要散邪就必须用辛温之药，如此就不可避免地发生"以热济热"的事情。幸好麻黄、桂枝的用量不用太多，因为患者体表本就有一众蓄势待发的阳热正在摩拳擦掌、准备行动，人这时就像一个眼看就要破但又还不破的气球，只待桂枝汤这根小小的针来戳一下，立刻就会"嘣"的一声爆开。因为不用下很多麻、桂也就不会增加太多热，所以这确实是毒药，但也只能硬着头皮"以毒攻毒"，所幸这毒并不剧烈。

不管你是要等患者自汗而解，还是要下麻、桂发汗，当患者汗出不再恶寒只恶热时，那么便宣告外邪已经散了。下面就得抓紧时间来对付还在肚子里不断生长的"太阳"了！

调胃承气汤——

后羿射日，天施祥雨

"尧时十日并出，草木焦枯，尧命羿射十日，中其九日，日中九乌皆死，堕其羽翼，故留其一日也。"

相传尧帝时期，天空突然多了九个太阳，十日同出，天地大热。一时间整个世界如同一个大火炉一般，草木、粮食、河道都被晒焦烧干。人就像那火炉上的蝼蚁一样，东逃西窜，却怎么也找不到一处凉快的地方。就在众人将要绝望的时候，一个伟大的身影在人群中出现，他英俊威猛，神勇非凡，他就是后羿。世人将最后的希望都寄托在他身上，只见他张臂拉弓，满月之弓射出的离弦之箭直击太阳的"心脏"，他一口气射下了九个太阳，留下一个。世人因此得救，于是欢呼雀跃，争相把后羿抬起来，热烈表达感恩敬佩之情。

实话实说，小水牛对后羿射日、夸父逐日、女娲补天、大禹治水这些英雄神话故事都特别熟悉。说来有点不好意思，我从小就有一个很强烈的英雄梦。就是到现在，我也常常在想，我若能当一回英雄那该多酷，凭一己之力把人们从水深火热中解救出来，然后我一定会装作啥事也没有，头也不回地转身离去。多帅呀！

人们都说每个男孩心中都有一个这样的英雄梦，要我说没准女孩也在心中悄悄想过这美梦。现在机会来了，今天是大型圆梦现场，每个人都有一个扮演英雄的机会，成为和后羿一样的英雄，因为我们面临着和当时近乎一样的处境。

后羿射日，先攻其实

本来我们的体内这方世界也只有一个太阳（心火），这个太阳原也老老实实、按部就班地升起降落，那时候体内的世界昼夜更替，阴阳相合，人日出而耕，日落而息，自然幸福。现在中土多了一个太阳，其实有时候也不止一个，像仲景老师说过一个情况——"胃中必有燥屎五六枚"，这就有好几个太阳。这些实热

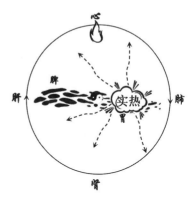

实日并出，草木焦枯

"太阳"无论昼夜都横挂在空中，永不停止地疯狂燃烧。

　　这就和当年后羿遭遇到的情况如出一辙，这也是相当危险的，任由"太阳"灼烧，我们体内迟早也会"草木焦枯"（津液枯竭），那么该怎么办呢？怎么让天地恢复清凉（特别是右方这片天地），把人从烈火中解救出来呢？

　　历史是一面镜子，可以照着我们走向成功。既然问题出在这些多余的实热太阳上，既然情况跟他们那时的一样，那么我们显然也需要来一次"后羿射日"，把这些实火太阳给射下来。怎么射呢？

　　要射下这些实热可有讲究了，放"箭"太轻，射不下"太阳"来；下手太重，一不小心就会误伤我们的身体。所以得根据实热的轻重缓急，来选择合适的"弓箭"。本着鼓励治疗轻疾小病的原则，我们先来讲一下最为轻微的情况。

　　阳明热始结，胃火初盛，患者这个时候肠燥不重，粪便和邪火刚开始在胃中燥结。因为谷物燥粪结聚在里，所以这个时候人

腹部开始"微微胀满"；此时表已解，没有了风寒的阻挡，内之实火蒸泄津液外出，势头逐渐凶猛，患者的汗就像蒸汽一般"蒸蒸然"而出；胃火上而扰心神，人会"心烦不安"；胃火下而胁迫津液，人的小便开始变得"数急"。阳热旺盛于胃腑，充斥于脉中，因而阳明脉大（可见于人迎脉和右关脉）。

此外，患者舌中开始出现一层焦黄、干燥、粗糙的黄腻苔，并且这个苔正在向四周蔓延（这是小水牛自己粗略的舌诊经验）。

出现以上的症状，那么实热相结发于中的阳明实热之象就很全了，这时人已经得了阳明实热证，其胃腑实热已见端倪。怎么办呢？有请调胃承气汤。

调胃承气汤

大黄四两，清酒浸，去皮；甘草二两，炙；芒硝半升。

上三味，咬咀，以水三升，煮取一升，去滓；内芒硝，更上火微煮，令沸，少少温服。

芒硝软坚破急，大黄决壅泄实，甘草缓急和中。

大黄苦寒迅利、泻热通结，它是仲景老师对付燥便的常用主力军。色如黄土的大黄，性沉不浮，走而不守，具有极强劲的泻下之力。当进入胃后，大黄二话不说就会形成一股强大的下推力量，毫不留情地将停积的燥屎给生生往下推，直至外出。它行动迅猛，雷厉风行，仿佛就是一位叱咤风云的将军，像《药性赋》中说的："（大黄）味苦，气寒，无毒。其性沉而不浮，其用走而不守，夺土郁而无拥滞，定祸乱而改太平，名之曰将军。"

大黄这个将军称号名副其实，它不仅有着将军身上行动力强、威力大等大丈夫的豪迈气质，同时也完美继承了将军武夫鲁莽粗暴的脾气。

大黄独自峻下时，真就是用一股蛮力把燥结的粪便硬生生地往下推。不管你这粪便结得多大、多重，有没有和胃肠粘连，它啥也不管，就是粗鲁地用力把粪便往下推。如果肠道尚滑、粪便还算松动，那么不会有大问题。可要是肠道已经很干燥，粪便结团成大球，只让大黄一味逼迫燥屎下出，可就会有问题了。燥结的粪便在大黄推下的过程中，会如一块块大石头一样强行在肠道中下行，其锐利的棱角滑伤肠道，人会感觉到胃肠痛切，甚至会出现肠道破损流血的情况。

因此，单单靠大黄以暴治暴并不明智，医圣特意安排芒硝来助大黄一臂之力。

芒硝之"硝"，字从石，从肖，"肖"意为"变小变细"，因而"硝"的本意是将石头变小变细，而这也正是芒硝的主要作用。《长沙药解》云："芒硝咸苦大寒，下清血分，泻火救焚，软坚破结，利水道而通淋涩，利谷道而开结闭。"味咸的芒硝善于软坚散结，能化七十二种石（《神农本草经》记载），用在调胃承气汤中，即让其软散燥屎。芒硝进入胃后，能将燥结成团的粪球软化打散。这样一来燥粪就不再是大石块的模样，而会化成散沙小粒。看到这一盘散沙，大黄乐得笑开了花，直喊着自己的笨，然后用它那能够摧枯拉朽的牛力轻轻一推，结屎便稀里哗啦而落。

芒硝、大黄，在这里相须为用，一个负责把"大石"打碎，一个负责清理战场，将碎粪推出。一散一推，将兵同心，势如破竹。两者在一起，取实之力智勇非凡，泄下之势迅猛无比。

调胃承气汤总共三味药，芒硝、大黄是我们这场"射日"的弓箭，一散一推就可以把实热射下来。弓箭都有了，太阳都可以射下来了，那剩下的甘草有什么用呢？你们可知道甘草在这有什么用？甘草在这里的用处可有意思了。

我们都知道，甘草有一尊贵的别名叫"国老"。俗话说家有一老，如有一宝。国家之老，可想而知得有多宝贝。《长沙药解》开篇就这样谈甘草："备冲和之正味，秉淳厚之良资，入金木两家之界，归水火二气之间，培植中州，养育四旁，交媾精神之妙药，调剂气血之灵丹。"可以这么说，历来诸家都恨不得用尽所有好听的话来赞扬甘草。不过今天小水牛可不打算这么做，我想告诉大伙："老"是不是都是宝，这还不好说（嘿嘿），但有个特性却总是一致的，那就是"慢"。走在街上，放眼望去，老人家大都是步履蹒跚的，而在诸药中甘草这位"老人"，"慢"可是出了名的，当其入胃之后喜欢滞留在中土，要是泡了炼蜜浴（变成炙甘草）之后，那就干脆待着不走了。

因为炙甘草的加入，发生了一件很有意思的事情。性能缓急的甘草在这里会减慢芒硝、大黄的泻下速度，让它们多停留在胃中，就像一个老头一样，一把扯住芒硝、大黄这两个小伙子。

是不是觉得奇怪？我们就是来攻下的，为什么要减慢泻下速度，让芒硝、大黄待着呀？这讲不通呀！

道理还是蛮通的。因为患者实热初结，燥屎结的程度还不是很深，这时要攻下实热是很容易的，也是不用那么着急的。不妨让大黄和芒硝在胃腑多待会儿，让它们在这里尽量发挥清热降火的作用（要知道大黄、芒硝可都是大寒之性，不用白不用呀），尽量凉降胃火，然后再放它们将燥屎攻下。所以甘草在这里，主要就是引硝黄留在体内多一会儿，使两者寒性发挥得更为充分，使得调胃承气汤不仅能下利，还能清热，最终达到调和胃气的作用，像汪琥老师在《伤寒论辨证广注》中说的："故方中专借甘草，引硝、黄泻胃中有余之热，调和其气而使之平。调胃之名，正以此也。"

大黄攻实，芒硝软坚，甘草和中，三元合奏，只见一团寒气先现于胃中消热，待寒气慢慢消散后，这团气随即就将软化细碎的燥屎轰涌而出，小腹顿时畅快舒服，一股解脱之情在胃中荡漾。

天施祥雨——后清余热

许多人在讲完调胃承气汤成功攻下燥邪后，就开始欢呼庆祝了。可是事情到这里就结束了吗？你们说，这就大功告成了吗？

这人的所有问题都是因为中焦实热，现在实热下来了，四周不会再受到中土的灼烤，胃也恢复了清虚之状，这人就没事啦？"后羿射日"的故事结局不就是这样嘛，后羿把多余的太阳射下，就结束了呀！

问题就出在"后羿射日"这个故事上，大家从小读这个故事，就没有觉得"后羿射日"这个故事的结局有问题吗？

天地万物都被烤得又干又焦，人热得不行，现在你把九个太阳射下来，是没那么热了，可是你不得再来场大雨，把世间的燥热肃清掉，这样人才能彻底获得清凉解救吗？大家看，是不是得有一场雨？

很可惜，小水牛翻遍了可以找到的有关资料，比如《楚辞章句》《淮南子》都没有找到这场雨，《山海经》甚至只说："羿射九日，落为沃焦。"

小水牛愚钝，坚信"后羿射日"的故事定是少了一场雨，不然这始终不能算是一次完美的英雄行动。关键我们在体内进行的这场"射日"活动一定是要以一场雨来结束的。

当人服了调胃承气汤，大便千呼万唤终于下来后，人会出现一个症状——头卓然而痛（仲景原话）。大便一出，人随后头就很痛。后面大承气汤证、小承气汤证，大便下了之后都会有这个问题。为什么大便一下，人会头疼？

这是因为胃肠粪便这些大石头的缝隙间藏有很多阳热，现在这些大石头猛然一被撬动，那些本性炎升的阳热就会像孙猴子突然挣开五指山的封印一样，猛地一窝蜂往上冲，全往头上散，热燔于上，灼伤经脉，所以人头痛。这也好比一个壅塞的炉子，本来没什么火焰的，把下面的炉灰一清通，火焰立马往上燃烧一样。

虽然有甘草的牵制，大黄、芒硝会清去一部分，但总归还会有积热上散。另外，人上焦本来就还是火盛肺燥的模样，所以这时患者上焦弥漫着许多热气，人依旧会有流汗、口渴等火象。这个时候得乘胜追击，把余热给清了，否则这些余热又该一点点来胃土磨谷烧粪。

心热肺燥，上焦弥漫许多热，这其实就是白虎汤证，用白虎汤整一场雨来肃荡余热就行。不过这种情况很多时候热不会那么盛，反而津液会偏虚一些，所以历来医家更多易大寒的白虎汤为清补的竹叶石膏汤。

竹叶石膏汤

竹叶两把；石膏一斤；麦冬一升；人参二两；甘草二两，炙；粳米半升；半夏半升，洗。

上七味，以水一斗，煮取六升，去滓；内粳米，煮米熟汤成，去米。温服一升，日三服。

石膏、竹叶清金润燥，人参、甘草、粳米、半夏补中而降逆也。

竹叶石膏汤中各药的具体作用，小水牛就不再展开讲了，因为它可以说就是一剂小白虎汤，没有白虎汤那么寒，这场大雨更偏湿润一些，非常适合用于实热之证下后留下的阴虚浮热的局面，如程知老师说的："伤寒解后，津液不足，则虚羸；余热不尽，则伤气。与竹叶石膏汤，以调胃而去虚热。"

天公怜世间苦热，召唤竹叶石膏汤，布施一场祥瑞雨。只见水哗啦啦而落，平息了心中怒火，清凉了肺中燥渴，一道久违的清流悄然滑入胃肠，干燥枯萎的河道重新变得滑润，清风徐来，一艘艘"船儿"在河道上划开波纹，顺顺利利地驶向希望的出口……

先攻其实，后治其圆

从整体看，阳明实热病的本质也是火侵入右半圆，破坏了肺胃收敛机制。其治疗的目的也是清掉所有邪热，还右半圆清凉。而清热的方法就分为两个步骤：一是后羿射日，先把实热燥粪给取下来；二是天降祥雨，把余下的浮热清解掉。如此就能把邪火悉数消灭，恢复肺清胃虚的状态，让人重获健康。

说到这里，可能有的人会问：小水牛，反正都是为了清热，我不攻下，直接引来倾盆大雨就这样在肺一直下，行不行？管它什么太阳还是月亮，我让大雨把火统统熄灭，行不行？

诸位可以好好想想这个问题，这个问题有着很深的临床意义。

在临床上，很多人在治疗阳明实热病时，看到患者流汗、发热、心烦、口渴等症，很容易就会作出心肺有热，得引白虎汤来下雨清热的判断。就算怀疑内里有郁积的实热，一想到"人参杀人无过，大黄救人无功"这话，心里就发毛，遂退而求稳妥，选择下白虎汤看看情况。

如果胃腑实热极其轻微，那么白虎汤哗啦啦而下，确实有机会将燥粪连同浮热给清刷下去，但只要实热稍一结硬，那么仅凭白虎汤是无法撬动实热的，这时的白虎汤只有清浮热的作用。白虎汤一下，能把心肺的一些燥热给清散掉，人会没那么口渴，没那么心烦，汗也会出得少一点。

患者觉得喝了药舒服了一些，医生一看：呦，有效果，那就继续吃药吧！

大家看，治病的时候不怕用错方法，最怕当方法用错的时候，还有好转的迹象。因为这些所谓好转的迹象会把所有人都给迷惑住，然后引导着人一错到底。

随着一剂一剂白虎汤下肚，一场一场雨下着，最终会怎么样？

上焦的热邪会被清肃干净，不仅如此，原本火热的"太阳"经过一轮轮的浇淋后，也会褪去所有的光和热，变成一个冷冷的球。人这个时候倒是什么热象也没有了，可就是觉得浑身怪怪的，肚子说不舒服也没有多痛苦，但就是不舒服。医生觉得是心理作用，认为已经治好了，他得赶时间去给下一个患者清热施雨。落魄冷却的"太阳"就这样留在了人体内，成了传说中的"宿食"——要水牛说更应该叫宿便。

这个宿食留下来的玩意儿，有危害吗？

因为不再发光发热，这团宿食只剩下"阻碍"的作用。因为它一直留在胃中，人的肚子一直鼓鼓的，所以不会因胃空而产生饥饿感。另外，因为它的阻碍，谷物渣滓在下滑的时候会断断续续，所以人大便不成团。最关键的是，它横阻在胃中，就挡在肺气右降之路的中心，会造成人肺气收敛之令不畅顺，人动不动就会咳嗽、嗳气。

如果情况发展到此，那么

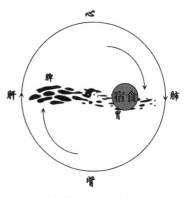

燥便久留于胃中

这个"球"有极大的可能性会伴随患者一生。因为这个人去看病，医生诊断了一下，咳嗽、嗳气，是胃气不降，就给你开一些降胃敛气的药。这些药吃了，会暂时将逆气给降收下来，人会舒服一点，可是胃中的宿食没有清去，所以一停药，问题又出现了。人自此就得一直吃药，一直反复，直到药失了效果，一检查，情况已然恶化，不用治了。

生活中，这样的情况多不多？太多了。以小水牛粗浅的经验判断，凡是顽固性疾病，怎么治都治不好的那些病，十个最起码有八个是因为身体里边有类似这样的郁浊之物。

就在不久前，小水牛接诊了一个患者。这个患者是个年轻的小伙子，自述肚子饱饱的，从不觉得饿，但却吃得下。口气特别重，经常打嗝，一剧烈运动则情况更严重。只要一多吃点肉和黏稠的食物，肚子和胸口就会特别不舒服，这种情况已经有两年了。两年来看了无数医生，中医、西医都有，有的说是脾胃虚弱，有的说湿气重，还有的说是慢性胃炎。没有一个医生治疗有效果，唯独一个药有点用，那就是吗丁啉。吗丁啉一吃，肚子就没那么胀；可是一不吃，又马上会不舒服。现在每天都要吃吗丁啉，如同上瘾一般。

我静心号了脉，寸、尺正常，唯独右关脉显著沉涩，好像脉从寸走到关这里突然就被截断了一样。然后让其张嘴伸舌，只闻一股浓厚如臭水沟的味道扑鼻而来（没有丝毫夸张，那口气真的重到难以形容），只见舌中有一块不太规则、厚实的黄苔。

我一下子就反应过来了。

我让他躺下，在他肚脐上方我摸到了一块很大的硬物，我用了点力一按，他直喊疼。

我问他，平时是不是这块地方最不舒服？

他说是的，就是这里。

显而易见，所有的迹象都表明，他的肚子里有一团消化不了、没能排出来的东西。只要打掉这个东西，气机一下就能顺畅，所有问题便迎刃而解。不知道大家有没有印象，这个小伙子跟《西游记》里孙悟空悬丝诊脉治疗的那个国王的情况几乎一模一样。

于是我开了调胃承气汤，就是用原方三味药，总共不到5元钱。

然后我是这么下的医嘱：你不要紧张，你是胃里有宿食，我们把它清掉就行。你在下午3点（这个时间请记住，以后要考，嘿嘿）的时候吃药，吃完尽量用手揉肚子，如果没有拉肚子，那么明天继续吃。如果有什么问题，请打这个电话联系我。

第二天接近晚上的时候，我就接到这个小伙子的电话。电话那头的声音特别紧张，他说吃了药后一开始没有反应，现在肚子剧烈翻动（药物与宿食正在交争搏斗的表现），很不舒服，怎么办？！

我一边安抚他的情绪，一边劝说他马上继续吃一剂调胃承气汤。

说实话，我不敢想象他再次吃药时鼓了多大勇气，下了什么样的决心。幸好，他是一个勇敢的小伙子，药吃了不到半个小时，他就喜出望外地打来电话：我已经好久没有拉得这么爽快了，拉出来的东西又臭又黏，拉完太舒服了，就好像一块压在胸口的石头被拉走了一样，畅快无比！

不要急着高兴，你应该还会再断断续续拉几次（药力尚在），注意补充水分，别急着进食，等拉完了，不用吃别的东西，就喝点热稀饭，明天过来复诊。

"神奇"的事情就这样出现了。第二天，这患者起床后，之前所有的症状一扫而去，而且他终于感觉到饿了。说到这里，他的心情特别激动。是呀，怎么能不激动，一个不知道饿的人得有多可怜。最后我给他调了几包理气顺胃的药后，人就完全正常了。

治疗因"郁实"而起的病，只要没有把"郁实"清掉，那是怎么治都不好使，可一旦撬动"郁实"，效果就非常快，甚至可以达到"覆杯而愈"的效果。而且这撬动"郁实"的药都特别便宜，医治这病前后用了不到 30 元药费。

朱丹溪老师说："气血冲和，万病不生，一有怫郁，诸病生焉。故人身诸病，多生于郁。"最开始看《丹溪心法》时，水牛总觉得朱老师这话有夸大的嫌疑，但随着临床的深入，才发现这话是那么的伟大。

真的，人身诸病，多生于郁。体内有郁积的人太多太多了，尤其是身上有长年不舒服，所谓不知原因的疼痛，顽固性失眠、顽固性咳喘等，体内几乎都有郁积菀陈，这些郁积菀陈出现在我们体内气血运转的那个圆里，就好像一块块大石头拦在河道上一样。只要不把石头搬走，那么这条河永远都会郁堵不畅，而只要撬走大石，河水瞬间就能恢复平缓顺畅。

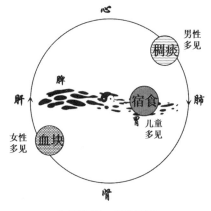

人身诸病，多生于郁

　　因为遇见的这类患者实在太多，所以小水牛现在养成了一个习惯，那就是来一个患者，首先我啥也不干，就先循着其圆，找找有没有宿食、稠痰、血块等郁积之物。如果有就先清掉，然后再调圆运动的气机，也就是"先攻其实，后调其圆"。

　　小水牛不才，在这里强烈建议大家，不妨尝试一下这个思路。自从采取了这个方法，水牛的临床效果真是直线上升。说句实话，一开始从医我也是对疑难杂症很畏惧，但现在我见到它们就兴奋，因为它们总能让我收获当"英雄"的快感。

　　如果大家以后因"先攻其实，后调其圆"这思路而受益，也不用来感激我，因为这思路也是我从张从正老师那里学来的。

　　攻邪派开山祖师爷张从正老师用他的一生在传播一个伟大的思想："良工之治病者，先治其实，后治其虚。"水牛这个"先攻其实，后调其圆"的思路便是从这儿借鉴修改而来的。

　　不论你是梦想成为绝世高手的初学者，还是摸爬滚打志在寻求突破的医者，请一定不要错过张从正老师的《儒门事亲》。这一本书可以说是整个中医攻邪派的皇冠之作，张老师在书中提出了"汗、下、吐"三个著名的攻邪法，他针对几乎可能出现的郁积实邪一一做了阐述。可以说，《儒门事亲》绝对是成为大医过程中的一本必读著作，当年国医大师邓铁涛老师也是因这本书而大受启发。我在这里甚至愿意提倡，如果你能爱上《儒门事亲》，就可以把水牛这本所谓的《疯狂的伤寒论》扔得远远的，在《儒门事亲》面前，我这些书简直不堪入目。

　　同样是人，为何人家就能创造出如此伟大的著作，羡慕至极！惭愧至极呀！

第十六论

大承气汤——

时间的力量

仲景老师苦心孤诣地将国老甘草和大黄、芒硝俩小伙子撮合成一个进退有度的集体，目的就是想趁早清除不断旺盛的实火，避免小病不医成大患的悲剧。不过还是有人会在时间的引诱下，一步步让实热太阳发展得越来越大、越来越热，直到进入一个恐怖的午后。

当阳明实热病发展到很剧烈的时候，会出现这么一件恐怖的事情——人每天到了申时（下午 3 点），会准时疯了一样暴热、暴汗、暴烦，人的各种痛苦会突然变得猛烈，人会痛苦到愿意放弃所有的一切来换取暂时的舒坦。如果人没能经受住折磨，那么就会永远倒在这个恐怖的午后；要是能强忍挺到戌时（晚上 9 点），那么一过戌时所有的痛苦顿时瓦解。以为这事就这样过去了吧，可是到了第二天下午 3 点，各种痛苦又猛然出现。一切看起来都特别邪乎，好像阎王派出来索命的小鬼，每天专门调好了闹钟，在午后准时醒来索命，时间一到没索到命就会离开一样。更邪乎的是，在这个时间段，病中受苦的人真的会喊叫着：家里来鬼了！阎王要来拿我的命了！诸如这样的话。

是不是很邪乎？是不是很恐怖？

来，一起观看《走进科学》栏目之"恐怖的午后"，哈哈。

时间的四种力量

要解释这一邪乎的现象，涉及一个很大的学问，这学问包含了很多门学科的内容。对绝大多数人来说，可能都很新鲜，所以大伙儿不要嫌弃我讲得不够全面，实在是水牛胸无半点墨，得来全靠卖弄。

你们可曾听过时间的力量？

小水牛，以为你要说啥呢？时间当然有力量呀，我们不是老说：时间是一股强大的力量，它能抚平伤口，它能化解仇恨，它还能创造奇迹。

不是这种唯心的力量，而是物理概念的力量。时间像运转的发动机、出拳的拳手那样，拥有实实在在力量的。

因地球自转的规律，在我们国家，太阳平均都会在寅卯（早晨3时正至7时正）升到地平线，而在午时附近（中午11时正至下午1时正）升到最高处，并自此下降，过了酉戌（下午5时正至晚上9时正）后便彻底下山。之后"潜伏"一夜，到寅卯又如时而出。

日出日落，牵动着地球上阴阳的变化。

日出时，阳气像嫩芽般从土壤中冒出了头。这时从土壤冒腾出来的阳气合在一起，会形成一股显著往上"升腾"的力量。这股力量会托着大地上的所有物体一块升发。我们早晨起来，有时候是不是会感觉到身体格外轻盈，好像有股力量在托着我们要飞起来一样？真的是有这股力量的！不信大家可以去做个实验，我们人白天的体重会比晚上要轻。不只是人（人毕竟还有新陈代谢这个影响因素），就是物体的重量也呈现昼轻夜重这样的规律，所以知道啥时候去买金饰合算了吧？这股"升"力，除了会在外边托着人往上蹦之外，还会到达人体内，其不但会助力人体内的阳气升腾，还会助骨骼伸展开来，这就导致人每一天早晨的身高足足要比晚上高 2cm。

日中时，力量通过一个早上的升腾后，全浮在了空中，这时空中挤满了能量，会形成一股"浮动"的力量。这些力量在云层中稍有碰撞，便会擦出"爱的火花"，这就形成了闪电。所以中午，尤其在盛夏，中午是雷电高发的时间段。而在我们的体内，大量阳气通过升腾已经浮到了上焦，上焦处于阳气满堂的阶段，人稍微剧烈运动就会大汗淋漓，也比较容易诱发心血管疾病。所以中午人容易不舒服，都愿意睡一觉，缓一缓。

日晡时（也就是下午 3 点以后），阳气慢慢收回到土壤下面，这时升浮在空中的力量统统往下压，会形成一股显著从上往下的"敛降"力量。这时人会呈现出与早晨起床时相反的感受，会觉得身体重，空气压抑，肺本有疾病者甚至会感觉呼吸开始变得难。不知道大家平时有没体会过午后的这股"压力"，但有一点我想大家应该都有印象——一场大暴雨之前，是不是会感觉天气特闷，特烦热，好像天就要塌下来一样？暴雨之前，就是这股"敛降"之力在发挥作用，它会把浮热强压下来。在这种力量的挤压下，人的各种气机都往里收，所以人会感觉较为压抑。

夜半时，阳气通过一个下午的敛降，全来到了土下，待在地下水中，形成了一股"沉收"的力量。别看大地上面一片宁静，此时水下却暗潮涌动，充满能量。因为水中能量的扰动，大部分的鱼在这时会展开工作，开始出来觅食。而在我们人的体内，这时阳气也聚集到了肾水，如果人肾水亏虚，没有足够的床位来收留这些阳气，那么就会出现阳不藏而外泄的现象，这些人到了晚上就会发热、出汗。

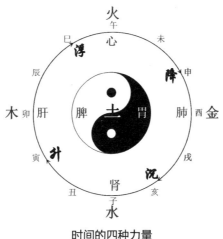

时间的四种力量

这就是时间的力量。

早晨的时间有升腾之力，中午的时间有浮动之力，下午的时间有敛降之力，晚上的时间有沉收之力。这升降浮沉力量的出现与运转，便造就了早温、午热、昃凉、夜寒的自然现象。

假设只有地球自转，那么这四股力量每天出现的时间占比会一直恒定。不过因为有了太阳公转，这四股力量会发生四季规律性增减的变化，这就有了春、夏、秋、冬。另外，这四股力量在每一年的比重也会有微妙的变化，这就使得每一年的天气情况总会不同。我们的古人把这些变化记录并整理成公式，这就成了五运六气法。

大自然的各种现象变化万千、难以穷极，但归根结底就是这四股力量在推动。因为这内容实在重要，小水牛曾辗转跑了几个学校，向物理系的教授求学。我是这么问的：老师，我是真切能感受到升降浮沉这四股时间的力量，但事实上是否真的存在这些力量呀？

我很兴奋，他们都给出了肯定的答案，有的老师甚至给我讲解了数个小时，他们说这些力量是由太阳引力系数的变化造成的。地球上的物体除受地球引力外，还受太阳引力的影响。地球引力的方向指向地球，太阳引力的方向指向太阳。所以太阳一升，太阳引力就向上，此时人如果往上跳，就能得到太阳引力的帮助，跳得更轻松；太阳一降，太阳引力和地球引力一起向下，此时人如果往上跳，就要困难一点。

我印象中最深刻的是，有个老师告诉我，这是一门很高级的学问，要研究的事情有很多。首先日心引力的变化会导致大气与地面压强的变化，实际最后是压强差推动了空气的转动升降，所以这个问题，涉及了物理学、气象学、地理学，还有你的医学……

我边听边目瞪口呆，谁能想到我们学习中医，学着学着，得学到这呀？

日落西山，大发潮热

暂且让我们学到这儿吧，先知道时间有这四股力量就好。知道这四股力量后，再来看阳明实热重证患者午后的诡异发热现象就很科学，很简单了。

我们说了，患者是在下午3点到晚上9点期间，疯狂发热、疯狂烦躁的，对吧？下午3点到晚上9点，是申酉戌时。大家看，这时地上是什么力量在主导？

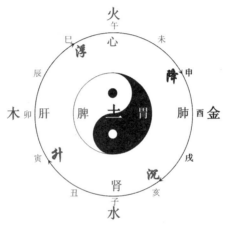

申酉戌时，降力主时

申酉戌在午未之后，烈日骄阳在这个时段开始西下而回，地面的阳气随之敛降于地下，形成一股"敛降"的力量，大地逐渐变得清凉舒适。这时是敛降之力主时，也是我们体内肺脏发挥主导的时间。

我们知道，肺清凉主降敛，而一到下午天气又降敛清凉，所以在这个时段上，我们的肺"得道多助"，会在这股大气敛降力量的帮助下，加强敛藏的能力。因而，人体内的阳气在申时之后不再锋芒毕露，会转而闭收了起来。我们可以看到，人到了下午都不太愿意工作，更想喝上一杯果汁，吃点小点心，懒懒散散地享受惬意的时光。

　　在申酉戌时，天地行肃收之令，肺气得到金气而倍加敛降，任何人（只要还活着）在这个时候肺的敛降之力都会显著加强。上一论我之所以让患者在下午 3 点后服调胃承气汤，就是要借助这股敛降之力来攻下宿食。那么这对于阳明实热患者有影响吗？上焦弥漫了一堆热气，现在肺有一股强大的敛压之力从上往下降，这会发生什么事情？

　　健康状态下就是肺金将阳气悉数收于下焦水中，现在也是收，但这股强降之力没法像往常一样凉雾化雨，因为肺中实在有太多热邪了。肺金只能强行将热火往下压，这一压，热气就像羊群一样被赶到胃中，只见原本就热闹非凡的胃土瞬间升温，胃中的"太阳"一下变得更加耀眼。

　　对于所有阳明实热病患者来说，只要到了午后，就会有更多热气被压进胃里。一般情况下，这并不会造成什么影响。正所谓大肚能容天下事，胃腑的包容性是很大的。当实热还比较轻微、燥屎还没完全结实的时候，胃腑会有很多空间可以接受从上而降的热气。所以一般情况下，午后来袭的热气，会老老实实地被肺金关进胃腑。火全跑到胃腑被关起来，上焦阳热减少，人这时反而会舒坦一些。

　　但是如果实热已经发展到严重的地步，胃中已经全被燥热挤得满满的，没什么空间了，那么到了午后，当敛降之力如期而至时，事情可就恐怖了。

　　胃中全是热气，现在却有一大股热浪强行冲进来，根本就装不下了，怎么办？只见胃中超负荷的阳热蓄积而发，如同被激怒的蜜蜂一般，疯狂地暴散开来，人瞬间大热、大渴、大烦，病势汹汹，非常吓人。

在经过一段时间的暴发后，阳热消散，胃腑从超满实的状态中暂时解脱了出来，各种凶恶的症状也随之暂时平息。可是这时还是午后，肺气依然保持着强大的敛压之性，依然会疯狂地将散到上焦的热邪往胃土赶，很快又把胃腑塞得"火泄不通"。火满再冲散，人再发大热。人一会儿大热、一会儿热退，如同潮水一般，一个浪打来，一个浪退回去。

如此反复发热持续到戌时。戌时过后，太阳彻底下山了，所有的力量都回到地下去了，地面这股折腾了一个下午的敛降力量终于消退，闹腾了一个下午的肺脏也开始消停，不再强行将大量火气压到下边，胃土之热气平稳了下来，所以人过戌时之后，各种情况也就平复了下来。但到了第二天的申时，肺气再得乾金之助，已炎升于上的阳热又被暴敛于下，人又暴热……

人的这种暴热现象就像潮水涨潮一样，每天固定时间发作，如浪花一样，一个涨、一个退交替发生，发作势头迅猛，所以仲景老师就把这种热称为"潮热"。

只有胃中实热很是拥堵，才会发生如此潮热，所以有无潮热是临床上判断胃中实热是否严重的一个重要指标，像柯琴老师说的："胃实诸症，以手足汗出为据，而潮热尤为亲切。以四肢为诸阳之本，而日晡潮热，为阳明主时也。"

壮士解腕，当机立下

当患者出现"日晡潮热"这个症状时，我们就要知道胃中实热已重，再不是调胃承气汤证那个阶段了。

除了极具特色的日晡发潮热外，便秘难下也是顽固的存在（唉，这粪便要能下，也就不会有这么多事了）。肠胃燥热极盛，粪便几乎就是停靠在陆地的船只，十几日不行也是常有的事；大便不通，火热郁积在里而欲散，则必生疼痛。一开始大便更多聚停在大肠中，疼痛也就只发生在肠道附近，所以是"绕脐痛"，最后宿食和燥屎将肠胃堆满，则整个"腹满痛"；实热结于里，蒸腾津液外出，人大热，小便数，手足濈然汗出。这里要强调一下"手足濈然汗出"，濈字有"湍流"的意思，这里是说手足出汗很多，手足出汗这个症状是自古以来很多医家判断实热已重的另一个指标。因为手足乃四末，是阳气能到的最远端，热不是很重的时候，手足（尤其是双足）一般是出不了汗的，如果手足都出汗了，那就说明阳火已经烧到四末，热已经很强烈了，像汪琥老师说的："手足汗出者，胃中郁热亢盛，蒸发于四肢之间。"

强盛的胃火上攻心神，人这时不只是烦躁，严重者还会自言自语说家里有鬼，或者说看到已故的先人要来接他了等让人瘆得慌的话，用仲景老师的话说就是"独语如见鬼状"。这个症状和诡异的潮热放在一块儿，你们说，是不是挺吓人的，哈哈。

当患者出现五六天甚至十余天不大便，腹满痛，小便数，手足濈然汗出，日晡大发潮热，独语如见鬼状，那么就说明胃中实热已重。这时我们可不能再大意下去，因为这可是会死人的。胃土实热现在剧烈地燃烧，其热蒸腾着津液四散，上出为湍流之汗，下出为泄洪之尿，人现在就像一个正在剧烈沸腾、剧烈冒热气的水壶！如果不及时把火熄灭掉，那么水壶不用很久就会彻底烧干，人阳亢阴亡，最后独阳大口大口喘出，人就烧得啥也不剩了。

所以趁死神还在睡觉，我们得赶紧把实热太阳打下来，撤掉熊熊燃烧的火源，让这沸腾的水壶冷静下来。怎么把这已经异常燥热的太阳打下来呢？有请大承气汤。

大承气汤

大黄四两；芒硝三合；枳实五枚，炙；厚朴半升，炙，去皮。

上四味，以水一斗，先煮枳、朴，取五升，去滓；内大黄，煮取二升，去滓；内芒硝，更上火，微一二沸。分温再服，得下，余勿服。

大黄，决壅泄实；芒硝，软坚破急；厚朴，下气消满；枳实泻痞开郁。

芒硝软坚破结，大黄苦寒迅利，依然是这两者共奏泻火救焚之曲。因为燥屎已经结实，需要下泄的药力很强，因此在这不再下行动缓慢的甘草。不仅没下甘草，仲景还给大黄、芒硝各自增加了一个帮手。

枳实酸苦迅利，具有和芒硝相同的作用。它也能破结开郁，这种破结逐郁的作用非常强大，黄元御老师甚至说："（枳实）功力峻猛，一切腐败壅阻之物，非此不消。""非此不消"的枳实和"能化七十二种石"的芒硝在这里就负责一块将结硬成大石堆的燥便软化消散掉。

苦辛下气的厚朴，则具有和大黄相近的下气疏通的作用，它能协助大黄把化开的燥粪往下推出。

芒硝、枳实、大黄、厚朴，两两一组，勠力同心，最终形成一股彪悍、迅捷的肃降之力。这股肃降之力从胃中震撼下行，所到之处，燥屎碎散成沙，原本燥结的糟粕在大承气汤的作用下，如泥石流一样崩塌，当魄门不堪重负，洞然而开时，只见满实的燥屎化成一塌糊涂的东西，如泄洪之水一样，全喷泻出来。这一泻，可以说是泻出了两座大山一样痛快，人大松一口气，痛苦顿轻，仿佛在地狱门前活了过来一样。

变态的实热泻了下来，胃中清虚，人肚子随之就松软了下来，腹痛感瞬时消失；因为无实热剧烈四散，所以人不再神昏谵语，心神安定了下来；因为胃中无燥屎阻拦，肺热可以下行了，所以人也不会再大发潮热。事情就是这样神奇，看着就快不行的人，在一泡屎的功夫之后完全解放、完全活了过来。阳明热病就是这样，来得快，去得也快。

胃腑中满实的热邪被清除后，阳消阴复，胃气清虚复降，这时我们还得来"天降祥雨"。这种情况下，人上焦有很多热邪，而且津液亏虚得也很厉害，所以紧接着就得下竹叶石膏汤扫荡余热，补充津液。

待邪热消散，心肺重新变成湿润清凉的云海，此时申时的钟声再次敲响，强壮的敛降之力闪烁着银光从天空而降，透过鼻子直入肺脏，只见水蒸气在云海翻滚，化作一场静逸而及时的午后之雨，随风而落。大地湿润，万物复苏，人跷着二郎腿在屋檐下欣赏这雨中的美景，享受这舒服的人生。

迷信与科学之间的距离

刚开始听到有人每天一到下午就暴热、暴烦，并且自言自语说看到鬼来家里了，应该都有点怕。但通过一轮分析（虽然我分析得实在只能算凑合），以后要是真碰到这种患者，应该就没那么怕了吧？触景生情，回忆当年有只牛说这是阳明实热重证，还说是什么时间的压力造成的，反正啰里吧嗦怪科学的，这不是什么离奇的事情。

所以大家看，害怕与无畏，离奇与科学，它们之间的距离并不遥远，它们之间隔着的也并不是简单的一句对与错，隔着的其实是"一个认知"的过程。一个事物现在看起来很夸张、很离谱、很迷信，等我们通过"一个认知"的过程后，会猛然发现：哦，原来就是这么一回事，原来也挺科学的。

所以对待那些张口就笑话中医是迷信的人，大家不妨宽容一些，所谓不笑不足为道，这是很正常的。中医就像一盏灯，一盏非常耀眼的灯。这灯太亮，底下的人抬头一看，反而容易觉得黑，因而他们便嚷嚷着这灯就是黑的。这是可以理解的，也是不需要生气的，随着人们眼睛不断强大，眼界不断宽广，世人总有一天会看见中医的光芒和美丽。

只不过这一天能快点到来就快一点吧，因为我怕灯底下的人闲着没事，会拿着竹竿把这盏亮得发黑的灯给捅破了，到那时，可就真的是黑到家了。

时间呀，请您快一些吧，拜托了。

第十七论

小承气汤——

其实，我是一个卧底

缓急之间有妙法——小承气汤

治病贵乎早，当胃火初实，脉大，发汗怕热，腹始胀满时，适用调胃承气汤早和胃热，不令燥结；救人妙乎急，在肠胃燥热闭塞，人腹满硬痛，汗如雨下，神昏谵语，每到下午大发潮热，死去活来时，得用大承气汤急下泻火。轻和，峻下，两方各具所能。

但是临床中，尤其是现在这个时代，真正来到我们面前的阳明实热患者，很多时候都太不适用这两剂药。

患者大多已经便秘好几天，早不是胃火初结，人腹部不再是满胀，而是已经痛了，心烦的程度也变得很明显，发热汗出的程度也已经剧烈，不过还没热到午后大发潮热、精神错乱的剧烈程度。

因为不是实热初结，胃腑中的燥屎已经很多，这时如果用调胃承气汤，那就跟蚍蜉撼树一样，根本闹不出动静，撬不下实热；但因为还没到极其严重的情况，这时下大承气汤又有点小题大作。大承气汤一喝，大黄、芒硝这支峻下的大部队花了几个兵就把屎便给攻走了，剩下的兵力（药力）没邪可攻，转而会把人体内的气血给一块卷席了下来，这个时候人体内的圆运动就会像破漏开口的漏斗一样，左边右边的阴阳气血都会止不住往下泄。这是很可怕的事情。正气大量流失，人一不小心就会由阳盛热病变成腹胀、不能食的阳虚寒病，到那时就很难治了。正所谓："寒药本以救胃也，不及则药不胜邪，太过则药反伤正。"（《尚论篇》）

　　既然调胃承气汤不够力，而大承气汤又太重了，显然我们需要一剂介于这两汤药之间的药方。那么有这样的药方吗？当然，掌声有请史上最有名气的卧底之方——小承气汤。

小承气汤

大黄四两；厚朴二两；枳实三枚，炙。

上三味，以水四升，煮取一升二合，去滓，分温二服。初服汤，当更衣；不尔者，尽饮之。若更衣者，勿服也。

　　大黄决壅泄实；厚朴下气消满；枳实泻痞开郁。

　　在大承气汤中撤下芒硝这个主力军，又不同程度地削减了厚朴、枳实这些小兵的规模，这便成了小承气汤。从账面实力（或者干脆从名字）不难知道，小承气汤寒泻之力远不及大承气汤那么峻猛。它不再用芒硝来软化燥粪了，仅剩下枳实一个人软坚开郁，这样便使得小承气汤开荒破粪的力度大大逊于大承气汤。不过全员都合力攻下，没有老爷爷"甘草"，所以小承气汤一入胃后，并不会在里边做过多停留，而是马上开展攻下的任务。因此，它的攻下之力要比调胃承气汤彪悍一些。

　　既然调胃承气汤"不及"，大承气汤又"太过"，那么立于两方之间的"小承气汤"可就"刚好"了。

　　当我们在临床上发现患者处在初结和热极之间的阶段时，就可以用小承气汤了。它既能完成攻下的任务，又不会伤及正气。

　　总的来看，阳明实热病可攻下有三个阶段，分别是轻结微热之调胃承气汤证、小热小实之小承气汤证、大热大实之大承气汤证。如《伤寒论辨证广注》中说："人壮大热大实者，宜大承气汤下之。小热小实者，与小承气汤下之。又热结不坚满者，减去厚朴、枳实，加甘草而和缓之，故曰调胃承气也。"

阳明实热病分轻、中、重三个阶段，这事并不难明白，关键是我们如何区分轻重？换句话说，我们要怎么做，才能在临床上准确判断出患者实热是轻还是重？

这可是件蛮困难的事情。

我们知道，中医讲究辨证论治。辨证其实是算容易的，因为每个不同的病证都有着极具特色的特点（症状），我们根据其独有的特点不难分辨出疾病类型，但要分辨同一个病证的轻重就有难度了。因为它们同属一个病证，症状同脉相连，没有什么完全不同的地方可以供辨别。这就好比要分清动物是什么种，这是很简单的，一只鳖和一只龟，这一眼就可以分得出来了（是不是有的人分不清？嘿嘿）。但如果都是龟，而体积又差不多大，要我们用肉眼来分出个年长老幼，这就有难度了。

西医学基本就没有这个问题，他们可以用各种指标的数值来衡量情况的轻重，血糖数值很高那就是严重了，数值没那么高就不那么严重。这在他们的体系里是有一定标准的。中医就不同了，我们没有数值，严不严重全靠人自己去看，去摸，去闻，去判断。可以这么说，同样判断一杯水的寒热，西医会插根温度计下去，然后通过数值来判断，80℃，这是热的；而中医呢，是用手去摸，用皮肤去感受，甚至是直接喝一喝，然后通过感受来做判断，

用感官来诊断确实有很好的地方，尤其是在辨别病证类型上是很有优势的，但我们这种诊断方法也有缺陷，这个缺陷就在于

每个人的感官敏感度不一样。

就拿这个阳明实热病来说。如果诊断的医生天性活泼，尤其喜欢鲜艳的红色，对刺激、热烈的事物非常敏感。本来患者只是腹痛、流汗、烦躁，小承气汤证，可医生就是感觉这人已经热得很重了。这时麻烦就来了，没有潮热、手足流汗呀，可是我觉得他就是很热了。如果用大承气汤，万一真没那么热怎么办？可要是不用大承气汤，会不会错过时机，让情况变得极其严重，怎么办？

还有一种情况，患者有潮热、手足汗出，按道理已经算大热了，但这会儿来的医生是完全不同的性格，他天性严肃冷静，对这热病一点都不敏感，他那冷漠的感觉告诉他这并不重，才哪到哪，可是潮热这些症状却又摆在这，咋办？是要下小承气汤，还是下大承气汤？

这就是医生（尤其是刚上临床的医生）在临床上真真切切会遇到的问题。因为主观思维的干扰，我们很容易会困在小承气汤与大承气汤之间，明明知道人肚子里有实热，但却不知实热有多少，不知道该怎么办。这种感觉就好像带兵打战，明明知道城里边有人，但就是不敢杀进去，因为不能确定里边到底有多少兵力。就跟当年的司马懿一样，明明就看到诸葛亮在城墙上弹琴，要攻城的心已经急得颤抖了，但看到城门大开，里边就几个老头在扫地，一下蒙了，不知道该如何是好。

问大家一个问题，如果让你当一回司马懿，诸葛亮就在眼前，眼看就能干掉他了，可是城门大开，里边不知多少兵力，你会怎么办？

小水牛，我会拉着马立刻调头回家，小命要紧，这太可怕了。

哈哈，好吧，这也不丢脸，要知道当年司马懿就是这么干的。司马懿之所以会成为三国的最大赢家，我一直认为就是单纯因为身体好，活得久，要说其脑子好，水牛我是不同意的。

为什么要急着跑咧，你派几个兵进去看看不行吗？是虚是实，扔几个兵去一看不就啥都明白了吗？最坏的情况不就是损失这几个兵，万一里边真没什么兵，那可是能把诸葛亮给活捉了呀。司马懿当时带着十余万大军，你扔个五千人的部队进去刺探一下军情能怎么样，要知道你日思夜想的诸葛兄弟这时总共才两千多人呀。

真的，我恨自己没有出生在三国，恨不得是我遇见诸葛亮，要不然我怕他个空城计，派几个卧底我就能把他干掉。

派几个卧底进去探探虚实，就可以破了这个空城计，这个道理不难理解。现在摆在我们面前的情况也是这样，我们知道里边有实热，但无法判断是轻是重。这个时候如果能派个人，顺着食道，进入胃口，然后让他把里边的情况一五一十地告诉我们，那就太棒了。甭管啥主观、啥感觉了，没有比这更准确的了。问题是，有这样的人吗？

还真有！

卧底潜入，以矢气为信

《伤寒论》云："若不大便六七日，恐有燥屎，欲知之法，少与小承气汤。"因为在临床上医生徘徊在小承气汤和大承气汤中不知所措的情况真的很多，所以仲景老师特意告诉我们，当你不知道里边是不是有燥屎需要大下的时候，你就派小承气汤这个卧底先去探探路。

那么小承气汤是怎么一个卧底法呢？

我们把下了小承气汤后可能会发生的变化看完，一切就清楚了。

当我们徘徊在是下小承气汤，还是大承气汤时，下小承气汤有两大可能。

一是患者喝了药后，肚子咕噜咕噜地叫唤好一阵后，肛门一紧，糟粕哗啦啦而下。这是最理想的情况，说明患者就是小承气汤证。

第二种情况就是喝了药后，患者并没有拉出燥屎。这就说明患者不是小承气汤证，小承气汤撬不下患者胃中的燥屎。这时小承气汤就开始了卧底的工作。

我们说过，当人病阳明实热后，其肠胃燥屎之间是会藏有很多火热之气的，对吧？小承气汤不能完全攻下，但它能撬开一些燥屎，当它把一些燥屎折腾开来后，里边积滞的热气就会从空隙中争先恐后地翻滚出来，这时人会放屁。

这就是小承气汤给我们的卧底信号。当人开始放屁的时候，这就是燥屎在松动的表现，就像《伤寒悬解》说的："燥屎阻碍，滞气之郁遏者多，小承气泻其壅滞，隧道略通，故转失秽气。"

如果小承气汤势单力薄，未能单骑救主，患者却频繁不断地在释放矢气，这时要知道并不是卧底正急切地在呼救。其实他是在告诉我们，离成功就只差一步了，赶紧加把劲呀。

小承气汤将壅堵的肠道畅通了一大半，因而大部分滞气可往外排散，故见人屁声不断。这时不要下大承气汤，不需要，只需要再服小承气汤，增加点泻下之力，就能顺利迎来泥石流大泻的场景，就像《医宗金鉴》所述："若腹中转失秽气，则知肠中燥屎已硬，以药少未能遽下，所转下者，但屎之气耳！可更服（小承气汤）一升促之，自可下利。"

倘若没见夜香，又只偶闻三两屁响，那各位首长们可就要警惕了。前方定是凶猛强大的牛鬼蛇神，说不好卧底已经英勇就义了。

燥屎太过壅实，小承气汤撬了半天才勉强有所松动，所能外出的矢气自然不会很多。这时就不要再举棋不定了，赶紧召集强兵猛将组成大承气汤方阵出军，务必得下，才可保项上人头。

仲景老师的这场卧底行动就是这样，如果不能确定实热轻重，那么就用小承气汤去做卧底，以"矢气"为信号：矢气多则还算轻证，续加一升小承气汤就够了；如果矢气少，那就是重证，得下大承气汤；要是糟粕一开始就伴随卧底而下，那是最好的，这人本就是小承气汤证。

这个卧底行动充满智慧，仲景老师在这里是运用了一个八字真言——过犹不及，事缓则圆。

在下实热时，最怕一件事，就是一下子药下得太过，药过则一定会损及正气。相比如果药下轻了，那就没什么怕的。怕啥，药轻了我还可以再加点药，又不会有什么损失。所以这场卧底行动可以用汪琥老师的一句话来完美总结："若病大而以小承气汤攻之，则邪气不伏。病小而以大承气汤攻之，则过伤正气。且不及，还可再攻。过则不能复救，可不谨哉。"

大家也不用觉得说：我好笨呀，我分不清轻重，才要用小承气汤当卧底。我要是能一眼判断缓急就好了，就无须整得这么复杂了。

小水牛在这里给大家吃一颗定心丸。甭管你是现在、未来，也甭管你多有把握，除了极特殊情况（下论马上就会说到），在攻下的时候，请一律以轻药为卧底。也就是说，在"调胃"与"小承气"之间犹豫的，一律先下调胃承气汤，不知道是"小承气"还是"大承气"的，一律先派小承气汤当卧底。

因为这方法是最为稳妥、准确和最具覆盖性的。什么叫最具覆盖性？

我们知道攻下只有这三个方，然后各方的药量也是给具体的数值。这就有个问题，这三方只能切合三个点，而不能完美覆盖整个阳明实热病。举个例子，患者已经便秘好些天，会腹痛，会发热，但还没有潮热，按道理这是属于中热，该下小承气汤，对吧？那么请问大家，这个中热的阶段可不可以又出分个轻、中、重呢？当然可以，刚过了调胃承气的阶段，这就属于轻的；已经马上就要大发潮热，马上就要到大承气的阶段，那这就属于重了。好，既然有轻重之分，那你用同一剂小承气汤，这样显然就又有不及和太过的问题了，对吧？

大家可能会觉得小水牛在钻牛角尖，事实上天性粗野的我原来是想不到这么细的，自从看到仲景在创造桂枝汤时那吹毛求疵的样子后，我坚信这是有必要的。

而且事实很明显，如果单纯一对一用药，那么我们所有的攻下治疗就不能算完美，要不就会损伤正气，要不就下不了。而用卧底就不会出现这个问题，虽然用调胃承气汤不一定能下，但我看矢气的情况，我可以根据矢气多少再酌情下药，这样我能在保证尽量不损正气的情况下，不断逼近完美，我可以尽量做到既不损伤正气，又顺顺利利地把实热燥屎打下来。

这就是今天整个的卧底行动。不知道诸位看到这，有何感想？水牛我其实蛮有感触的，不是因为智慧，而是因为爱。

今天的内容其实藏着仲景老师对我们这些后辈医者深深的爱。他知道我们在成长的过程中，必不可少地会犯错、摔跟头，他也知道摔了跟头一定会付出代价，所以他一直都很在乎一件事（不只在这里，在《伤寒论》很多地方都能看出他的这种在乎），那就是如何让我们尽量不至于摔倒就再也站不起来。大家看，如果我们遵循一律派卧底的原则，那么退一万步说，万一我们完全诊断错误，患者根本就不是阳明实热病，那也不至于出很严重的事故，还有机会补救。可要是我们当初没有派卧底，直接上的大承气汤，那……

因为水牛习惯了一个人在医路上如履薄冰地生活，很缺乏也很羡慕这种师傅对徒弟真真切切的在乎和爱，所以在我明白了这其中深刻的用意后，真的感触很深。我时常在想，我要是能当张仲景的徒弟那该多好。如果真能拜在仲景门下，就算是让我抛下如今这个便利和发达的世界，回到那战火纷飞的年代，我也愿意。

对了，如果实在不行，让我回到三国也行，我要去打败诸葛亮，哈哈……

蜜煎导方——别忘了还有奇迹

急下有三，救阴为大

阳明实热病有三个特别紧急的情况：

第一，腹满而痛。因为燥屎实邪拥挤在里边，会让热气憋极而发，冲击肠胃，从而诱发腹部疼痛。这种疼痛一开始并不会特别剧烈，但随着实邪的增多，疼痛会越发强烈。当实邪彻底把肠胃塞得满满实实的时候，这种疼痛会进入一个极剧烈的发作期。因为燥屎把胃腑彻底堵死了，所以从上焦右降的阳气来到胃腑之后，几乎找不到下走的路，所有的阳气有进无出，全在胃中聚拢。本来胃就被燥屎塞得满满的，哪还有空间装得下这些阳气啊？没有空间那就创造空间。只见这些从上而来的阳气强行将胃撑开，一时间胃就像一个正在被不断吹大的气球一样越来越大，胃壁也被撑得越来越薄，这就是西医学说的"急性胃扩张"。

在这个急性胃扩张的过程中，人会因胃脏撕裂而剧痛无比。这个时候就不能再慢悠悠地派什么卧底，缓什么圆了，再缓下去胃就该暴开，人就该活活痛死了。所以看到患者痛得在地下打滚，疼得用头撞墙的时候，就别犹豫了，赶紧用大承气汤急下止痛，像仲景老师说的："发汗不解，腹满痛者，急下之，宜大承气汤。"如果用了大承气汤，人只拉了一点点，病势并没有缓解多少，人依旧疼得不行，那也得继续攻下，正如仲景老师紧接着说的那样："腹满不减，减不足言，当下之，宜大承气汤。"

第二，目睛不和。除了腹痛难忍外，当患者出现眼睛不自如、视力迅速下降的时候，那也得急下。因为这说明热邪即将对人的器官下手。胃中实邪本质就是一个不断向四周燃烧的太阳，这个太阳之热一旦耗干了器官表面的津液，是一定会对器官下手的。

因为阳性升散，位居高位的眼睛总会最先受到火邪伤害。眼睛一被火熏，眼球失去血的滋荣而乏于转动。这时患者眼睛会热痛，视力变模糊。而从外人的角度看，患者只会直视，眼睛不转，像是在瞪着谁看似的，这便是医圣所说的"目中不了了，睛不和"。因为眼睛处于火热最喜欢的高位，所以会首先受到影响，但它不一定就会第一个被烧掉。因为火邪是哪里最干燥就会先烧到哪里。火可能从眼睛蔓延到耳朵，发现耳朵更干燥更好烧，就先把耳朵给烧了。

简单地说，"目睛不和"是火邪开始对器官下手的一个信号。当我们看到患者出现"目睛不和"时，就知道火要开始焚烧器官和组织了，危恶之象已经出现了，如吴谦老师所说："目中不了了，睛不和者，是肾水为胃阳所竭，水既不能制火，则火上熏于目，而眸子朦胧，为之不了了也。此热结神昏之渐，危恶之候也。"

到了这个时候，就不能犹豫了，必须抓紧时间把万恶的太阳打下来，再晚一点它就该把人烧得面目全非了。

第三，发热汗多。当人出现发热汗多的时候，我们也得赶紧下大承气汤攻下。

腹满急痛，目睛不和，需要紧急攻下，这好理解，因为这两种情况确实都很紧急。但这发热汗多是啥玩意儿？这不是所有阳明热病都有的普通症状吗？

没错，我们说过阳明实热患者像一把沸腾的水壶，热源实邪在里燃烧，会不断地将津液向外蒸腾，所以阳明实热患者都会发热、流汗。显而易见，仲景老师这里的发热汗多不是一般的发热，一般的流汗。这里的发热汗多重点在"汗多"，汗很多，而且不是一般的多，汗如滚珠般争着出来，并且这汗不像一般的汗那样清澈如水，而是像粥水快熬干时那样又稠又黏。当出现这样的汗时，大家可就要打起十二分精神了，因为这是津液将要被烧干的危象。这个时候也容不得瞻前顾后了，得果断清掉实邪热源，让这个"水壶"马上停止沸腾，尽可能挽救津液，"急下存阴"这个词说的就是这种情况。清代名医沈明宗老师对此也再三强调过："阳明里实，以潮热微汗为正。兹见发热汗多，乃里热炽盛之极，蒸腾胃中津液，尽越于外，非亟夺其邪以救津液不可，故宜大承气汤急下也。"

腹满而痛，目睛不和，发热汗多，这三者就是有名的"急下三症"。当出现这三种情况中的一种时，事情就已经很危急了，人说话间马上或痛死，或烧死，或渴死，这时候不能再按部就班用派卧底这一套，时间不等人，得马上急下，否则后果不堪设想。

洗萝卜不怕泥多，看热闹不嫌事大，以上这三种情况已经相当紧急了，那么有没有比这还要让人着急的情况呢？

有的，虽然以上这些情况都很紧急，但只要马上下大承气汤，马上把实邪给干掉，那么人立刻就能转危为安。所以大家想一下，要是出现了以上这些情况，可是却被告知不能攻下祛实，会怎么样？

啥意思呢，就是说人现在被燥屎撑得胃马上要暴裂开来，人已经痛得死去活来了，但却告诉你不能用攻下法把燥屎给打掉，只要一下大承气汤，人立马就得死。

小水牛，这也太变态了吧，明知必须为却不能为，这好比一个在沙漠中快要渴死的人，面前摆了一大杯水，你却告诉他不能喝，喝了马上就得死一样。这也太变态，太没有人道了，真的有这么变态的事情吗？

你们说有还是没有？或者说，你们希望有还是没有？

从你们那渴望的眼神，我已经看到了答案，嘿，你们为何会如此渴望变态？哈哈。

在临床上真的会出现明知必须得马上攻下却不能攻的情况，这种情况就是人出现了"涩脉"。

患者的脉象摸起来感觉就像在摸沾了水的沙子一样，极其粗糙干涩，脉中的气血就好像一条马上要干涸断流的小溪。出现这样的脉象，哪怕再急，那也不能攻下了。

因为当人出现了涩脉，就说明体内的津液已经很少很少了，原本倾盆大雨的右边半圆现在就剩下绵绵若存的一丝胃阴在顽强地支撑着。

我们现在要对付的实邪是如大山般的庞然大物，对付它铁定需要一大股强大的泻下之力。而就像之前说过的那样，当你用飞机、大炮去狂轰滥炸一个超强敌人时，你是不可能不伤害到自己一兵一卒、一草一木的。当我们可能要不止一次地用大承气汤轰炸实邪大山时，是一定会带走一些津液的。这在平常津液没那么虚少的时候，没那么大问题。可是现在不一样，人的津液就只剩

下一丝一离了，如果强行攻下，剩下的这点津液一定会葬身在大
承气汤的大漩涡中，随着一大坨屎消逝。如果真的这样强行攻下，
那不要怀疑，这人就是我们杀死的，我们成了那杀人不见血、害
人不入狱的坏蛋。

　　这就是当人出现涩脉，哪怕情况再急也不能攻下的原因。只
因津液内竭，实在经不起一点消耗。

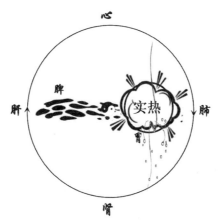

津液欲绝如丝不可攻

　　患者在这个时候就好比一个烧了很久、炉内全是灰的炉子。
这个时候如果粗鲁地把灰撬下来，会把剩下那些还在烧的零星的
好柴火给一块儿撸下来。整个炉子只剩下一些浮热在里头，等浮
热散完，炉也就沉寂了。

　　不能攻下，那能补吗，现在津液那么少，我先补津液行
不行？

　　炉子里都是灰，胃里都是粪，哪有空间给你补呀。本来胃还

没有扩张，给你这一补，津液能不能多还不知道，人倒是先痛得在地下打滚了。

这攻不能攻，补又不能补，你啥也不干，剩下的那点木柴等下也会烧没，人剩的这点津液也得被烁干呀，合着这就死路一条了呀？

蜜煎导方——慢慢掏灰存阴液

先别急着下结论，大家不妨再想想，假设你面前现在就有这样一个塞满灰、柴烧得差不多没的炉子，为了让炉子的木柴保全，你该怎么做？

小水牛，这还能有什么办法，没把灰掏出来就没法再加木柴，可是你把灰全掏出来，一下木柴也会出来，这是死局呀！

我聪明的朋友呀，我们为什么要一下都把灰掏出来，我一点点掏不行嘛。我尽量避开柴火，专门把烟灰一点点掏出来，炉内的空间就能一点点大，这样我不就能一点点加木柴了吗？如此等到我把灰掏尽，那里面不就都是新的木柴了吗？

同样的，如果我们能一点点把胃肠的燥屎清走，这样胃的空间就会一点点变大，如此我们也就能一点点补津液，这样泻补交替，等所有的燥屎都清走，津液也就能恢复了。

问题来了，炉灰能一点点地清，这没问题，可是燥屎也能一点点地下吗？你们说能还是不能？

就目前我们所学的这几个方来看，做不到。承气诸汤从口而入，进入胃后，它们就站在燥屎这辆停滞的火车的尾巴发力，其结果就只有两个：一是它们推不动，整辆火车还在原地一动不动；二是它们推动了，火车的尾巴像按了喷射器一样，整辆火车轰的一下，全从肛门这个站台出去了。

我们目前学的这些承气诸汤，做不到一点点地清粪。但在我们没到过的那片学海里，有能做到这事的方法，有请蜜煎导方。

蜜煎导方

蜜七合。

上一味，入铜器中，微火煎之，稍凝似饴状，搅之，勿令焦者，欲可丸，并手捻作挺，令头锐，大如指，长二寸许。当热时急作，冷则硬。以内谷道中，以手急抱，欲大便时去之。

蜜煎导方的做法简单来说就是将白蜜（结晶后的洋槐花蜂蜜）在火上煎成黏饴状，然后趁热捻为长挺形，让头如手指般锐小，接着直接从肛门口往里塞。

大家看，白蜜不是吃进肚子去的，而是从肛门直接塞进去。我不在火车尾推了，我直接卸火车头。我就守在肛门这里，一点点润滑，把粪便一节节清掉。

怎么样，这方法是不是很有创造力？

是的，问题是这方法有效吗？

问效果就尴尬了——很抱歉地告诉大伙儿，很多时候没有效。因为燥屎结硬得像一堆大岩石，如果只有白蜜单独在那润滑，那几乎不会有任何效果。所以仲景老师在这里特别告诉我们，这蜜煎导方不能想用就用，一定要等一个时机——当须自欲大便！

　　别的时候用蜜煎导方不会有效果，一定要等人自己想要大便的时候才能用。换句话说，单靠白蜜不行，你得等粪便自己急着要出来的时候才行。

　　我们说过，燥屎不断在肠胃积累的时候，会有很多阳热之气壅塞其间，这些阳热之气冲出体外成了屁。因为有这些闹腾、充满能量的矢气郁积里面，所以这时的肠胃好比一瓶被使劲摇晃的汽水，表面看起来没啥动静，实则一触即发。这些蓄极待发的矢气由于不能顺利往上散发（注意这个条件），会转而向下推着粪便不断往下走。因此，粪便是有想出来的想法和动力的。

　　当这股动力强大到一定程度，强大到眼看就能把燥屎推出肛门时，人就会有强烈的感觉，无比美妙的感觉，苍天呀，我终于要拉屎了，谢天谢地呀。我这就马上去找个厕所，从前我没有珍惜过，这次我一定要好好享受。这就是仲景老师说的"自欲大便"。

　　虽然有很强的便意，但屎是拉不出来的。无论怎么使劲，无论怎么尝试，无论怎么祈求，屎实在太结硬了，根本出不来。到了这个时候，就别傻傻蹲在茅坑苦嗅绝望的味道了，赶紧上白蜜，让白蜜滑肠润燥，协助矢气撬走燥屎。

　　所以，蜜煎导方虽是以"蜜"为开头，但真正的主角其实是蓄积而发的矢气，白蜜只是来帮忙"导"的，用专业的术语就是来"因势润导"的。

　　因为矢气是这场滑便掏灰的主要力量，所以抓住"自欲大便"这个用药时机成了最关键的事情。矢气会推着粪便往下走是因为它没法往上散发，但万一它憋着憋着，憋破了上方的阻碍，本性阳散的矢气会马上停止下攻，转头立刻一溜烟往上冲，最后顺着食道口腔离开，"说话像放屁"，这话就是这么来的。

因为矢气会蓄极而上冲，所以人"自欲大便"的宝贵用药时机稍纵即逝，人上一秒还急不可耐，下一秒打个嗝，啥感觉都没了。感觉没了，矢气跑了，这时抹再多的蜜都没有用。

这种用药时机稍纵即逝，因此蜜煎导方的制作步骤非常简便，就是在火上一烤，趁热就往里塞。这时候绝对不能让机会白白溜走，再耗下去，人未必能熬到下一次"自欲大便"。按道理蜂蜜并不是什么稀缺的东西，但如果恰恰这个时候找不到蜂蜜，那可就急死人了。为了以防万一，仲景给出了两个备选物件。

猪胆汁方

大猪胆一枚。

上一味，泻汁，和醋少许，以灌谷道内。如一食顷，当大便，出宿食恶物，甚效。

《伤寒论》中关于土瓜根的用法已经遗漏，以下之方是小水牛从《肘后方》借鉴而来的，以供参考。

土瓜根方

土瓜根若干。

大便不通，采根捣汁，用筒吹入肛门内。

如果以上的东西统统都没有，那么大家这个时候赶紧跑去药店买一盒开塞露。西医学所用"开塞露"的主要成分是甘油或甘露醇，这个时候它也能够起到和蜂蜜、猪胆汁一样润肠助便的作用。

人有强烈的大便感觉，又恰逢其时地把蜜塞了进去，所谓尽人事而听天命，接下来就是听天命的时候了。如果矢气和白蜜十分争气，真的能够撬开第一块石头，那好事从此会随着粪球滚滚而来。第一节燥屎滑落，火车头掉下，胃肠所有燥屎一并往下前进一个脚步，胃腑随即松动了一些，我们也就获得了一点滋阴润燥的空间，可以滋阴添柴了。等下次大便感觉再来时，我们再用蜜润而导之。这样一点点润下，一点点滋阴，如此下去，我们就能保住生命之阴，把人从绝望边缘拯救回来。

别忘了还有奇迹

月儿弯弯照九州，有人欢喜总有人会悲伤。如果肛门的燥屎实在太结硬，那白蜜和矢气也有输得一败涂地的可能。白蜜塞进去没有用，不甘心再塞猪胆汁，最后什么土瓜根、开塞露……能塞的都塞了，也没有用——世界仿佛在这一刻安静得窒息过去，原来绝望是如此寂静。

到这里就真的无药可救了，连慢慢"掏粪"都不行，那就完全没有办法了，攻下是死，滋阴是死，再塞白蜜也是死——当所有的活法都成了死法，就成了无药可救。

使尽浑身解数，到最后换来一场空，撕心裂肺的哀号感天动地，却说什么也阻止不了烈火烧干最后一滴泪水的狠心。它来了，它来了，黑夜来了……

等等，你们说事情到了这个地步，还有没有扭转乾坤的机会？

或者应该这么问，你们觉得这个世界有奇迹吗？你们相信奇迹吗？

记得那是一次百年不遇的特大洪水，猛烈滔天的洪水推倒了整个村，毁掉了所有一切。我们被迫转移到山上。洪水退去后，一片狼藉。那时候我很小，不能理解那一片废墟对于大人们来说意味着什么。我只记得邻居那位老爷爷的果园损失惨重，几乎所有东西都被毁掉了，只剩下一棵至今仍影响着我的树。那棵树当时很小很小，只有人的一条胳膊那么大，稍微大一点的风吹来，它就得摇晃半天。但就是这么一颗弱不禁风的树，在一众比它大得多的树都倒下的情况下，它就是活了下来。不可思议，即便是亲眼看到都会觉得荒谬至极，但它就是活了下来。那是我人生第一次被生命的奇迹震撼到。邻居老爷爷看了一眼那棵树，再看了一眼我，摸了一下眼角的泪，又摸了一摸我的头……

为什么跟大家说这个故事呢？我其实想告诉大家，在现在这样没法服任何药，没法用任何法，甚至连水都喝不进去的情况下，有的人能像这棵树一样神奇般地活下来。

人穿好寿衣在草席上躺着等待死亡，等着等着，睡着了。在睡梦中一股喷泉拔地而起喷向到中焦，给干燥欲裂的胃土带来救命的水液，随着喷泉之水的到来，胃肠中的燥屎一层层往下透湿软化，最后噗地一下，胃松软了，人拉了一裤子，醒了，嚷着要水要饭，然后就这样活过来了。

听起来是不是有点玄乎，告诉大家，真有这种可能，而且是每个人，只要没有真正咽气，都有发生如此奇迹的可能。

事情是这样的。

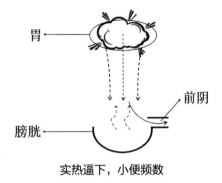

实热逼下，小便频数

　　我们说过，胃中实热下散，会逼迫膀胱的津液外出，所以人会小便频数，对吧？那大家注意看一个细节，随着实热逼散，膀胱是会越来越热的，膀胱一热，其津液自然而然就会萌生向上蒸腾的念头。因此，膀胱这里其实有两股力量，一股是中土实热往下侵袭的力量，一股是膀胱津液受热往上升腾的力量。

　　不过，大多数时候这两股力量的实力悬殊，胃中的实热总会过分强大，根本不给壬水往上跑的机会，就是霸道地将发热的津水强行推出体外，所以人的小便会一直频数热烫。然而当事情到了最后的关头，这种胃强膀胱弱的局面会发生关键性的颠覆。

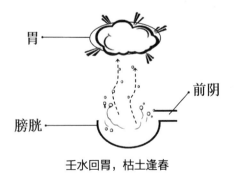

壬水回胃，枯土逢春

由于汗出、尿泄的不断消耗，胃中的实邪到最后会像炉灶内经过疯狂燃烧的柴火一样，一点点走向熄灭，慢慢归为寂静。到了这个时候情况就相当险峻了，这已经开始"阴尽阳脱"了。然而奇迹之花偏偏喜欢在这种最危险的时候开始萌芽。因为胃中实热的衰落，膀胱热腾的津水不再受到胃火压制，开始了伟大的升腾。这一升腾，膀胱的津水便会来到干涸欲绝的胃中，只见胃中的燥屎一点点得到湿润，生命之木就这样在这片久旱逢甘霖的土壤中悄悄埋下了种子。

所以当人进入无药可救的最后关头，他的体内会有两件事在同时进行：一是胃中烈火在用力烧干最后一点津液，一是膀胱之水在努力湿润掉胃中的燥屎，是生是死，就看是壬水跑赢死神，还是烈火狂到最后。

如果壬水跑赢，那赶紧找个浇水的桶，因为奇迹之花绽放了。干裂的燥屎大山在壬水湿润下，抢先化成稀泥，轰然崩塌而下。一个持续潮热、神昏以至不能食，眼看这辈子差不多完蛋的人，在最要命的关头，随着一阵痛苦地挣扎，大便哗然而出，邪去人安，奇迹就这样诞生了。

所有正在病床上无计可施、绝望的人，请记住这句话——无药可救并不是必死无疑，这个世界是真的有奇迹的。

另外，你们知道吗？那棵在洪水中神奇般活下来的树，现在已经长得很大了。那个果园几经辗转，后来变成了花园。有意思的是，整个花园偏偏就只有它那一棵树。各色各样的花朵簇拥在那树的周围，有那么一刹那，我感觉那是一群美丽的天使围绕在上帝身旁。

第十九论

大病初愈须静养——

大兵之后，必有凶年

"病起萧萧两鬓华，卧看残月上窗纱。豆蔻连梢煎熟水，莫分茶。枕上诗书闲处好，门前风景雨来佳。终日向人多酝藉，木樨花。"

从实火的萌芽，到燥便的壮大，以至最后奇迹之花的绽放，到此我们就算把阳明实热证的整个发展过程讲完了。简单总结两点：第一，阳明实热病的本质是中焦有一个越发庞大、越发燥烈的"太阳"在照耀四方。第二，治疗阳明实热病的方法是"后羿射日"以攻实邪，"天降祥雨"以清余热。

别的话小水牛就不多说了，再说就有骗稿费的嫌疑，关键今天我们还有重头戏要谈。

在生活中，我们都很习惯一件事情，那就是一个人在一场大病之后，往往都需要像李清照这首诗写的这样，过上一段卧床、看书、观景的静养日子。那么大家有没有想过，人大病初愈为什么需要静养？病不是已经愈了吗？为什么还要养？这养的是什么？又是怎么一个养法？

来，今天我们就来好好谈谈"大病初愈须静养"这个话题。

大兵之后，必有凶年

首先，跟大家明确一件事情，阳明实热患者，在实热已攻、余热已清、阴阳已和之后，是需要静养的。不静养，还是妄作劳，会命不久矣，为什么会这样呢？这要从阳明病的危害说起。

如果有人要我用四个字来总结阳明实热病的危害，那么我会斩钉截铁地告诉他这四个字——壮火食气。

　　整个阳明实热病完完全全就是壮火在食气。火在中焦烧，将体内的阳气、阴液大肆地往外逼散。中焦的壮火就像闯进了富豪家里的土匪一样，把家里的财富（阳气、阴液）一批批地劫到外面去。随着病情的发展，随着汗出、尿流的不断进行，人体内的阴阳气血哗哗流走。而无论是攻实热，还是清余热，都只是为了将中焦这个实火、这个土匪赶走，根本还没来得及照顾到那些损失掉的阴阳，所以当实去火消之后，人的身体会变成下图这个样子。

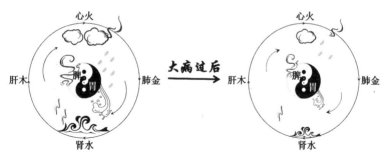

大病过后，阴阳两虚

　　温雾升腾，凉雨降洒，阴阳重新回到均匀的状态。但因为损失掉太多，人体内的阴阳不再是一个饱满充盈的状态。肾水还是那一湾温泉，但已从大温泉"瘦身"成了小温泉；左边依旧是一条热雾青龙攀腾而上，但大龙被摧残成了小龙；上焦仍然是一片热气云海，但已从大云海变成了小云海；右边照旧还是那场雨，但不再是倾盆大雨，而成了牛毛细雨。整个圆运动里的阴阳虽然平衡无偏，阴阳相处也算融洽，但就是阴阳的量都处于虚损的状态。很多人不知道阴阳两虚是什么东西？这就是阴阳两虚，也可以叫气血两虚，正如《素问·调经论》说的："人之所有者，血与气耳……有者为实，无者为虚，故气并则无血，血并则无气，今血与气相失，故为虚焉。"

我们一直在说"人身之阴阳，不可有所偏，一偏则谓之不调理，而病从此生焉"（这话出自八仙之一吕洞宾的《医道还元》），现在人的阴阳没有偏，大家是一样的，而且运转也还算和谐，那这是没有疾病的健康状态吗？

这么说吧，这是无疾，但不是健康。按现代科学的分法，这应该属于亚健康状态。这种状态的人，虽然没有大病大痛，但有一个大家一听到就倍感激动的问题——穷！因为这个"穷"字，引申出两大类情况：第一，生命活动质量低；第二，风险承受能力弱。

第一，生命活动质量低。这虽然是一个平等、和谐的圆运动，但它是贫穷的，它要啥啥不够，用啥啥紧缺。阴阳是人体的物质和能量，是人体各项功能工作的根本动力。现在这个动力不足了，各项功能都没法像以前那样随心所欲地工作。具体表现在以下方面：人的饭量减少，以前可以吃三碗，现在吃一碗就脾阳受不了，直闹肚子胀疼；人耐力衰退，以前一口气跑五公里不带喘的，现在洗澡洗得稍久一点，心脏就有意见，以急促难受的跳动拼命警告我们赶紧停下来，别再用阳气了，再用我这边就得停工了；人易口渴，以前一天不喝水没感觉，现在去哪都得抱着水壶，人就像一棵生活在沙漠中快要干枯的草一样缺水；人意志消沉，因为干啥都费劲，干啥都难受，所以人索性啥也不想干。没有冲劲，没有欲望，没有活力。人自我整体感觉力不从心，好像一夜之间老了。他不知道，这并不是老了，而是"穷"了。

第二，风险承受能力弱。我们说过正常状态下，人体的承受能力是很强大的，它允许我们偶尔"放纵"、吃香喝辣、尝试刺激。但现在因为阴阳贫乏，这种承受能力变弱了。一块冰镇西瓜可能就会把脾肾之阳干趴下，让人腹泻不止；一点小辣椒可能就会让心肺之阴无法消受，使人口腔溃烂。所以这种人是既怕热又怕寒，热气的东西不能吃，寒冷的东西也吃不了。另外，因为神气萎靡虚弱，稍有一点刺激，比如房间的玻璃瓶突然摔碎，人忽然在背后叫你，妻子突然要翻开你的手机（这最可怕，哈哈），心神就会晃动不安，人就会害怕得直哆嗦。大病初愈、阴阳两虚的人极容易受惊害怕，这可以说是阴阳两虚一个标志性的情况。小水牛在临床上一般就是以人心怯害怕的程度来判断情况的轻重和后期治疗的效果。如果治疗了半天，你突然叫他的名字，他还是吓得一激灵，那这肯定就是还没有好，肯定还是虚。

总的来看，大病初愈的人生命活动质量低，风险承受能力弱，归根结底是因为"穷"。

如果把人看成是一个国家，那么大病初愈的人就像一个大战过后的国家。大战过后，刚一同经历了百般苦难，各族同胞都会空前团结和谐，就像我们在20世纪五六十年代一样，大家都很和谐，这种和谐甚至达到了"夜不闭户、路不拾遗"的境地。但那时候的日子很凄惨，百姓缺吃少穿，那是真正的"要啥啥没有，用啥啥紧缺"，根本吃不饱，很多人因为营养不良患上了浮肿病、夜盲症等疾病。这些疾病往往只需要几斤粮食就能治好。几斤粮食呀，有些人现在聚餐剩下丢进垃圾桶的都不止这个数。战后的国家经不起一点天灾人祸。现在国力强大，我们是一方有难八方来支援。以前不行，不是不想救，是没那个能力救，自己都吃不饱，拿什么支援。所以一场普通的旱灾、涝灾就会让那个地方的人断粮，让那个地方尸横遍野，生灵涂炭。这就是老子说"大兵之后，必有大灾"的原因。很多人误以为老子这话是说战争孽气会招惹来大灾，其实真正的意思是说大兵之后，任何小祸都会演变成大灾，而小祸是难避免的，因此大灾便成了必然。

和谐如果不是在富足的情况下实现的，那将毫无意义。就像共产主义的目标一样，我们追求的是一个没有阶级制度、没有剥削、没有压迫、实现人类自我解放、必须有高度发达的社会生产力作为物质基础（注意这最后一点，我都怀疑马克思学过中医，哈哈）的社会。

对于我们的人体来说也是一样，我们不仅要阴阳和谐，还要阴阳富足。一个真正健康的人，必然是阴阳既和谐又富足的人。这也就是仲景老师在过去治病过程中总会分出很大精力来固护正气、保存阴阳的原因。

静以避邪，养以正气

说这么多没有用，谁也不想穷，都想富，关键我们怎么从一穷二白走向共同富裕呢？现在阴阳是这般贫乏，我们要怎么做才能让其充盈呢？

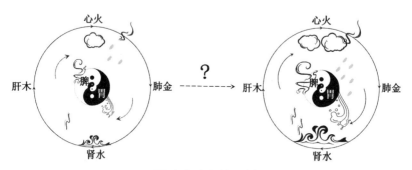

阴阳如何走向共同富裕

静养！"静以避邪，养以正气。"

静以避邪。这是最迫切要去做好的事情。人因为"战争"才搞成现在这样一穷二白，所以现在不能再"开战"了，不然情况会很惨烈，像现在的叙利亚那样惨烈——外邪来袭，会大口大口地在体表吸吮阴阳气血，会让本就不富裕的身体雪上加霜。尤其是遇到风邪，气血会一批批通过漏汗而出，人会飞快走向"贫困"，人体的各种功能会飞快衰退。

最可怕的是，如果真的让风寒成功入侵，我们并不能像平时一样发汗散邪把它们赶得远远的，只能受尽它们的凌辱。

人体正气（正气本质其实就是气血）羸弱，无力支援抗邪，这时如果非要散邪的话，那么麻黄、桂枝的用量要很大很大。麻黄、桂枝的量一大，发汗之力一大，会酿成一个后果——正气会随着汗出流散（详情我们到太阴篇会再细说）。如果非得在这个时候把邪气赶跑，那么会以损失大量正气为代价。这人本来就穷得叮当响，再损失大量正气，那还得了？所以正气萎靡的人不能强行发汗，强行发汗必然两败俱伤，甚至有可能"同归于尽"。

因为这个原因，大病初愈之人一旦得了风寒，情况会非常棘手。你不能发汗散邪，只能一边忍受风寒的伤害，一边卧薪尝胆，努力将气血补养回来。可是风寒不只会在体表吸正气，它还会传经，会把你身上的一点小问题揪出来放大成大问题。所以这个补养气血的过程会充满很多的变数，稍有哪里不对，病情就会恶化。事实上，据小水牛的观察，很多大病术后、癌症化疗患者，就是在静养的过程中被风寒这样带走的。所以无论是大病初愈的人、意外大出血的人，还是大耗了气血的产妇，什么事情都可以不管，务必请先做好防风御寒的措施！

静卧在床，远避风寒，没有了再次战争的后顾之忧，接下来咱得"养以正气"，把阴阳、正气给补回来。如果不补回来，圆运动可会一直贫穷下去。说到这里，小水牛插一句——别看现在生活富裕了，可很多人还是拖着一副十足"贫穷"的身体在过日子。至于有多少人，感兴趣的朋友可以去查一下世界卫生组织关于亚健康人数的调查。唉，那数据相当吓人。

所谓实则泻之，虚则补之。既然是阴阳两虚，那么我们就阴阳两补，有请炙甘草汤。

炙甘草汤

甘草四两，炙；人参二两；大枣三十枚；生地黄一斤；阿胶二两；麦冬半升，去心；火麻仁半升；桂枝三两；生姜三两。

上九味，以清酒七升，水八升，先煮八味，取三升，去滓；内胶，烊消尽。温服一升，日三服。一名复脉汤。

人参、甘草、大枣益胃精而补脾气；生地黄、桂枝、生姜温补肝肾；麦冬、阿胶凉润心肺；火麻仁润肠通便，推陈出新。

甘草培植中州，人参补益脾气，大枣滋生胃精，这三者坐镇中土，培育四旁；生地黄补肝肾之阴，生姜、桂枝养肝肾之阳，这三者合力填补左升半圆；阿胶润肺滋水，麦冬凉气清燥，这两者协同充养右降半圆。

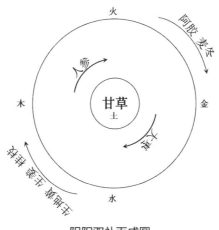

阴阳双补而成圆

炙甘草汤诸味药连接形成了一个圆，炙甘草汤是以圆养圆，以太极养太极。

剩下的火麻仁是炙甘草汤中最有意思的一味药。火麻仁味甘、气平、性滑，在这里能够润肠通便，滑推渣滓。我们知道虚者当补，以上那些药也都是补药，唯独火麻仁是出了名的润肠通便的润下药，它有"泻实"之功，关键就是这么一味"泻药"加入之后，它能大大提高炙甘草汤的补益效率。有意思吧，泻实还能有助于补虚？这是什么情况？

情况就是泻实有助于补虚，哈哈。人的脾胃就像一台榨汁机，它俩将补药一通操作后，除了榨出汁液精华外，还会榨剩残渣。火麻仁在这里就有将残渣及时排出的作用。残渣及时清走，这便给新的补药、食物腾出了空间，如此脾胃这台榨汁机就能顺利高效地运转下去。

综上可见，炙甘草汤全方握中央而兼四旁，养左右而和上下，还备推陈出新之妙用，不愧为"伤寒邪尽之后，气血两虚之主方"（这个评价出自《伤寒论类方》）。

好方不难求，耐心是良药

不过这个方就这么煮了喝，效果还出不来，还得加上最重要的一味药才算完整，这味药就是"耐心"！

所有的药物都得经过脾阳的磨化才能化为精微物质，从而填养气血。然而人的脾阳是有限的（尤其现在还是萎靡虚弱的状态），所以脾阳只能循序渐进地磨化，人的气血也就只能一点点、一天天恢复，这是急不来的。

因为不能急，因为不能一口气吃成一个胖子，所以纵使炙甘草汤这个方这般精妙，还是救不了大多数的"穷"。这或许就是现在有如此多亚健康的人的原因。

每个人都那么忙，每个人都等不了，也不知道都在忙些什么？人们都说世间最难治的是"穷"病，要我说最难治的是"急"病！你们说呢？

少阳篇

第二十论

少阳病前身——虚伪的热病

　　翻开这一页时，属于阳盛热病的辉煌就被我们的手指头按压在了过去。没了，正儿八经的阳盛热病到此就说完了。阳盛热病只有这两大类，天地俱腾的"下热"和肺胃独炎的"中热"，一旦遭遇风寒，便也只会化成"臭池"或"太阳"。有的人可能会说"上热"跑哪去了？嘿，火性本炎，这两个病哪个没有上热的问题？所以只要你是纯正的由阳气过盛导致的热病，那么得了风寒后，你不是得太阳腑热病就是得阳明实热病。

　　这是正儿八经的热病的情况，但这个世界上还有一种不正经的、虚伪的热病。这种病跟中热、下热一样有着烦躁、口渴、咽痛等上火之象，但是却不能用寒凉药治疗，寒凉药一用，火非但不会清，反而会烧得更旺，因为这种病证的本质是里寒。

　　里寒会导致上火？越喝寒药，火反而越大？

　　来，今天我们就来会会这少阳病的前身——虚伪的热病。

胃湿肺壅，收敛失政

　　《伤寒悬解》云："土克水，土性湿而水寒，阳盛则土燥而克水，阴盛则水寒而侮土。以肾家之寒，移于土位，则病中寒。"

　　我们先重新来看看阴盛里寒病——里寒的本质是水寒土湿，冰寒的肾水缥缥缈缈升于中，如青苔般凝结附着在脾土上。这由寒水凝结而成的湿气逐渐蔓延开来，给脾土砌上了一堵如猪油般的城墙。城墙横立在中土，将多数肝木之阳拦截在土下。只有少数热阳能够破土而出，这便导致上焦阳热萎靡暗淡。土湿木郁，青龙困于墙下，这事对于我们来说并不新鲜。我们今天来说点新鲜的——这由肾水移于中的湿气并不是只会在脾土砌墙，它们还会从脾土蔓延至胃土。

请注意，这是学习少阳病必须要弄明白的知识点。

脾与胃是以膜相隔的邻居，阴阳调和、升降和畅时，那没有问题，你搞你的升发事业，我做我的收藏生意，邻里之间友好相处、相安无事。但当一方出现异常时，问题可就来了。比如我们刚刚说完的阳明实热病，当胃土病热时，火没法下行，会在胃中郁积，郁着郁着就会透过膜烧到脾土来，这就好比隔壁邻居家着火了，那火透过墙烧到我们自家一样；而当脾土病寒时，水没法上行，会在脾中停留，停着停着就蔓延到胃土去，就像隔壁家爆水管时，水通过墙渗透过来一样。

因为如此"共患难"的特性，当脾土病湿时，带着寒冷杀意的湿气便会毫不客气地"流"到胃土。湿气流入胃土，又如何呢？

《素问·五常政大论》云："坚成之纪，是谓收引。天气洁，地气明，阳气随，阴治化。燥行其政，物以司成，收气繁布，化洽不终。其化成，其气削，其政肃，其令锐切。"

健康状态下，人体右方整个收敛体系强大而完备，整个体系所呈现出的收敛之力就像"坚成之纪"的天地金气一样，锐利而刚劲。

肺胃调畅冲虚，外之清气饱和顺畅地从鼻腔行入于肺，紧接着便与如银河下泻瀑布般的胃阴无缝衔接在一块。肺敛胃降，如此便在右半之圆形成了一股强劲收敛力量。大家想象一下这个画面，悠长畅快的清凉之气，与奔涌流淌的胃阴，汇成如猛虎下山般锐利肃杀的收敛之势。

然而当湿气悄然在胃土登陆后，这如诗一般的画面一下变得不和谐起来，原本强大的肺胃收敛体系开始走向崩溃。

虽然胃土喜润恶燥，但阴湿太过寒凝了，当其渗透到胃土时，它会带着胃阴一块寒凝结块，化成又一堵冰墙。

胃阴这川原本飞流直下的"瀑布"源头就这样被冻住了，此时残留下的活水只能逮住冰墙的间隙点滴流下，胃的降收之力一下没了犀利的劲头。与此同时，上焦的肺从外界吸入清气也开始变得不顺畅，肺吸入的清气开始变少。

土湿影响胃降，这好理解，湿气就凝阻在胃阴下降的地方，但为什么这还会影响肺吸入清气？湿气又不是堵在鼻腔里？

道理很简单——所谓"呼出心与肺，吸入肾与肝"（《难经》）。正常状态，肺气是能由上直吸入下焦深渊的，如此一次呼吸可以吸入非常饱和的清气。但现在不行，湿气堵在了胃土，在那砌了一堵冰墙，肺气在吸入时，来到胃土就被拦住了，下不去，如此一次吸气能吸进来的清气便少了很多。

正常情况下，直奔深渊的肺气与奔流而下的胃阴汇合形成强大的敛收之势。现在不一样，冰门挡在那，肺气堵在了胸腔，没有下行之路的肺气狼狈地找一些缝隙下行，再和同样狼狈的胃阴艰难地往下去。原本锐利刚劲、一气呵成的右敛力量一下子变得别扭散弱，以肺胃为核心的收敛机制也就这样走向了崩溃。这个过程就像黄元御老师说的："戊土上逆，浊气升填，肺无下行之路，收敛失政。"

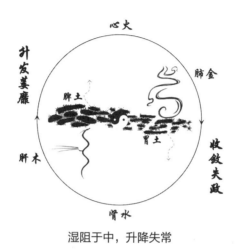

湿阻于中，升降失常

　　当阳气亏虚、肾水严寒时，不仅阳气左升不顺，阴气也会右降不利。一旦水寒土湿的格局彻底形成，升发和收敛两个机制会一同陷入窘境。

相火逆升，罪在收敛

　　有意思的事情来了，虽然肺胃收敛之力弱小了，可是水寒土湿，由肝脾来到上焦的阳气也不强大，大家半斤对八两、破铜对烂铁，在这样的情况下，肺胃还能不能继续完成收敛的任务，把相火完全收敛归还于肾中？老弱病残的心火，还能否登上肺胃这艘回家的破船呢？

答案是有时能，有时不能。如果相火真的很萎靡，只有稀疏零散的一点阳热慢吞吞地飘散到肺中，而这点阳热对于肺来说又还是可以对付的话，那么这时肺中的清气便还是能将这些相火凉化为雨露的。这种情况下，胸腔就如同一个潮湿的山洞一样，水珠滴滴答答、慢慢悠悠地从上面往下坠落，打在冰冷的湿土上化开而去（这就形成了纯寒无热之证）。

如果相火并没有弱到这个程度，升到上焦时，让肺难以承受。在这种情况下，肺的这点清凉之气就没法凉雾化雨。没办法，有心无力，弱小的肺气只能硬着头皮把比它强大的灼热的相火往下驱赶。肺气越接近胃土，越能感受到一股寒意在袭来，心里带着一丝掺了兴奋的侥幸就这样来到胃土。可刚一到胃土，瞬间就失望了，一堵厚厚的冰墙阴沉沉地挡住了去路（看，又是胃土的这堵冰墙，一开始就是因为它横在这里，导致了清气难入，现在又是它在这里挡住了阳火下行的路，谁是罪恶之源，不用我说了吧）。

被胃湿挡下来的相火，顺着本性逆而上行，又回到上焦去。

于是事情就发展成了这样：随着呼吸一次次地进行，由肝脾升来的相火便一批批地"下而上逆"，阳热便这样在肺中烧了起来，阳火灼烧肺津，人口渴；相火扰动心神，人烦躁；邪热浮散于面，人目赤。

简单地说，胃湿就好比是一扇处在秋风大作里的门，随着门一关，右路整个秋凉之气便难以流通，收敛之力量也就变得无力。如果上焦的火还在肺胃收敛的能力范围内，就可以化雨下行；要是超出了收敛的能力，那么余下的火便会逆腾而上。

这就形成了虚伪的热病。

表面积极阳光（浮热），实际内心阴暗（里寒），这正就是名副其实的虚伪。这个虚伪的热病有个专业的名字，叫"真寒假热"，还有一个名字叫"阴盛格阳"，后面这个名字有一点争议，很多人觉得不可思议，为什么阴盛会格阳，阴盛不是更能收阳吗？其实这个旺盛的"阴"指的就是胃湿这道门。

总的来看，如此热病是因为寒湿凝滞于中，令肺胃收敛失政，从而使得火不得下行反逆而为热。火本不是很多，只是肺胃实在收不下来。

《医碥》有云："心火下降，由肺金之敛抑，天道右旋而入于地。"

心火的下降由肺金先敛抑，再靠胃阴降收，肺胃主管了心火的降收工作。凡是上焦有火邪，其实都是因为肺胃收敛机制出了问题，无法正常敛收阳火。这其中有两种可能性：一种是阳火太多，直接烧土克金，摧毁了肺胃收敛机制，阳明实热病就是这样；另一种是阴水太多，凝胃阻肺，导致敛降机制出了问题，现在说的就是这种情况。

阳盛实热病是阳火摧毁了右旋收敛机制，所以我们用苦寒之药把过盛的火给清了，让肺胃重新变得清敛凉润，这样它们就可以重新正常地收敛心火，心火得收则热病除。那么我们现在能不能如法炮制，也用苦寒之药来治疗这同样有上热之象的真寒假热病呢？

先不说能不能，这假热病在临床上被用寒凉药治疗的概率，和我们去旅游被骗购买打折首饰的概率，应该是有一拼的。那么用寒凉药治疗这个证会怎样呢？这就真的跟我们被骗去白花花的银子后的心情一样难受！

不吃药火还没那么大，药一吃，火噌噌地就起来，人各种痛苦剧增。

一大碗苦得人头皮发麻的寒凉药吃进肚子后，啥也还没干，就和中焦的寒湿之气拥抱凝滞在一块。吃了药后，胃越加湿寒，冰墙封得越密实，清气越难吸入，心火越难下行，人也就越热，像黄元御老师说的："土湿则中气不运，是以阳明不降，但用清润之药滋中湿而益下寒，则肺胃愈逆，上热弥增，无有逾期也。"

问题来了，真寒假热病用清热之法治会助其真寒，可是同样有口渴、烦躁的上火之象，怎么知道哪个是虚伪的热病？哪个又是真实的呀？

是呀，同样对我嘘寒问暖，我如何知道谁是真心实意，谁又是心怀鬼胎呀？

小水牛这里有一个很绝的办法，辨别真假的成功率近乎百分之百，我们刚刚说，用苦寒之药可以清实热，但会助虚伪之火，对吧？

是呀，那又如何？

那要辨别真热、假热就很简单，我们给他们上一碗苦寒之药就行呀。喝了火降的就是真热，喝了火更旺的就是假热，怎么样，这方法是不是很绝？

哈哈，这算哪门子方法呀，万一患者真是假热，这药不就相当于毒药了？为了辨个真假，冒着把人毒死的风险，这不妥当吧？

直接这样以药试病是有点冒险，但你们信不信？不用喝，只要把药端上来，患者的身体自会露馅，自会给出答案，真假瞬间明了。

不卖关子，其实我们只要给患者上一杯冰水就行。真热患者因为阳火太旺，他会渴望喝这一杯冰水，他的身体很清楚这就是一杯可以暂解痛楚的解药。冰水咕噜噜下肚，肃去一方燥热，人添增一些舒坦。反观真寒假热患者就不一样了，因为阳衰土湿，身体根本运化不了这杯冰水，所以人不会有想喝的欲望，脸上是一副谎言被揭穿了的抗拒神情，就算硬着头皮喝，他也只会喝一点不敢多喝，因为没有谁比他的身体更明白，这就是一杯"毒药"。

所以要辨别寒热真假，你就给患者上一杯冰水。你不是有热嘛，来，干了这一杯。如果是虚伪的热病，那人一下子就会露馅，他压根就不喜欢喝这冷饮，最多就是抿一口。

不要小看这个办法，历史上很多名家就是用"人喜不喜冷饮"这事来判断真热、假热的。张景岳老师在《景岳全书》中就明确提到这点："不知身虽有热，而里寒格阳，或虚阳不敛者，多有此证。但其内证，则口虽干渴，必不喜冷，即冷者，饮亦不多。"

除了不喜冷外，这个虚伪的热病还有很多破绽可寻。

"所有虚伪的东西永远都少了一份真挚的热忱"，因为阳气萎靡，每次升到上焦的阳气不会很多，所以阳热在肺中聚拢的速度不会很快，人各种热象发展得会比阳盛真热慢许多。你会发现，人的喉咙虽然干渴，但不会像有火在烧一样疯狂发展。人虽然烦躁不安，但情绪的变化幅度不会特别异常。

另外寒湿遍野，舌苔白滑，舌边有齿痕，整个舌头像泡过冰水的猪舌头一样。阳虚阴重气血寒，人脉象重按迟弱无力。

当看到患者虽有口渴、烦躁等上火迹象，可不喜欢喝冷饮，热象发展得也很缓慢，舌白脉沉，那么不要犹豫，这定就是真寒假热病。

知道有这么一个虚伪的热病，也知道该怎么辨别真伪，接下来的事就没有什么难度了。

我们说了如此假热病是由胃湿一手造成的，是胃湿限制了肺胃收敛之令，导致阳火上逆，显然我们要做的就是把胃湿处理掉，让肺胃收敛机制恢复正常，让火可以归根，那么一切的躁动自会归于祥和。具体怎么做呢？有请黄连汤。

黄连汤

黄连三两；半夏半升，洗；人参二两；甘草三两，炙；大枣十二枚；干姜三两；桂枝三两。

上七味，以水一斗，煮取六升，去滓。温服一升，日三服，一日夜二服。

甘草、大枣、干姜培土温中；人参、桂枝温阳达木；半夏降胃止逆；黄连清肃肺热。

我们知道，胃土这门是由寒水从脾土蔓延过来砌砖筑冰形成的，所以要彻底清除这道门，得温阳化寒以绝湿气之根。要是只对付了胃中湿气，看着门一下是开了，可是寒湿之气还是一点点过来，没过多久又把胃腑给封住了，这就有得忙了。

因而仲景老师在这里用了人参、桂枝、甘草、大枣、干姜这一群温燥之药，目的就是温水化寒，培中燥湿，让水暖土燥，令肝脾阳升之道重新变得热气腾腾，这样便杜绝了湿气再来犯胃的可能。

接着仲景大笔一挥，引燃了轰炸胃土湿门的重型炸药——半夏。半夏辛燥开通，沉重下达，专入胃腑，而降逆气。它是除湿降胃的要药，用在这里就是让它来燥化胃中的寒湿，让肺气可以右降。

最后用黄连肃清肺热，标本兼治，彻底还肺金清凉。

温阳化湿，燥土降胃，清肺除烦，标本兼治、寒热并施的黄连汤就这样在人的身体里忙活了起来。只见冰封的胃土在这群热心到发烫的药物的温暖下，融化了开来，哗啦啦的水声打破了冰的沉寂，再一次从中土响至深渊。胃土这门一开，世界瞬间变得敞亮。人深深地吸上一口气，金凉的清气顺畅无比地涌入洁净的肺中再直闯而下。肺清胃降，右方这半天地再一次出现一股锐利如虎的金收之力。崭新的心阳落入肺脏，一下子就被敛收于下，阳火得收，所有口渴、烦躁、目赤等上火之象都在雨水的冲刷下化为乌有。雨露带着心火归于故地。阳根秘固，真正的暖阳拔地而起，融化了所有的冰冷，击碎了所有的虚伪，聚拢在天空中，向这个世界重新发出真心实意的光芒。

第二十一论

小柴胡汤——

阴阳决战，

寒热往来

正经的热病，碰到风寒外邪，就跟稻草碰到火花一样，或从中间，或从下边瞬间噼里啪啦烧起来，直烧得毒焰肆虐全身。这是我们学过的，那假热真寒这个虚伪的热病，要是遇到风寒会怎么样呢？

这个虚伪的热病除了"假热"还有"真寒"，碰上"遇热益热，遇寒益寒"的风寒，是该热还是该寒？大家不妨天马行空地放开了想，要是能想出来，那是相当了不起的。

胆者，相火下潜之路也

单纯的假热真寒病，其上热之象会发展得很缓慢。一来，患者本身就没什么阳气，每一次左升而上的阳气在心脏、皮肤、肌肉等耗阳机体转了一大圈后，能够剩余归到肺中的并不会很多，所以肺中的郁热来势不凶。二来，这种患者跟中热、下热患者一样，也有着自己的散热通道。

皮肤的汗孔永远是最重要的散热窗口。患者上焦的邪热郁积到一定程度后，穿过汗孔，挣脱营卫往外冒出，附着在皮肤上化成一片潮湿的汗水。

除了皮肤汗孔这个我们熟悉的散热通道外，患者还有另一个散热通道——少阳胆经。

《素灵微蕴》云："胆以甲木而化相火，随戊土下行而温癸水。"

同主降敛的肺胃是促成相火得以下潜的骨干力量，但相火在下潜的过程中，并不是从肺直接就到了胃。在这个过程中，它还会经过一个地方，这个地方就是胆腑。肺将相火收敛而下时，会先经过胆腑，再到胃腑。

胆腑在这个收敛相火的过程中，充当了一个驿站的角色，其他基本没有什么作用，收敛相火的工作几乎全靠肺胃在完成。另外胆作为一个腑官，不参与任何传送水谷和渣滓的工作，因而也获得了"清净之腑"的称号。为了不打扰它的清净自在，过去我们也就很少提到它。

但现在不同了，土湿胃逆，相火来到胃土后，受到湿气阻挡，转而逆袭于上。这时处在胃腑之上的胆腑便一下聚集了两股火热的势力，一股是由上往下的阳热，一股是由胃逆袭而上的相火。火热交汇，胆腑这回想清净都不能了，只见其热了起来。这就好比一条车道上的车原本都是自南向北，走在前面的车突然遇到阻碍，扭头就往回走。这一走就完了，你往回走了，后面的车可还是往这边来。车辆迎头相见，撞个正着。因为胆腑就位于胃土之上，正就处在"车辆"扭头回去的地方，所以就成了"车祸现场"。车辆在这里相撞，火热也就在这里先聚集，因而土湿虚热之病，往往都是胆腑先病热。不过胆腑并不会呆呆地受着火热的熏烤，它会积极地将火热通过少阳胆经，运送到体表往外散去。

所以假热患者有两条散热通道：一条是汗孔，逆腾在上焦的热火通过汗孔流散而出；一条是少阳胆经，聚拢在胆腑的邪阳通过胆经飘散而去。

因为来势不凶，又备去路，所以这个虚伪的热病基本很难发展起来。但当我们的老朋友风寒刮来后，事情马上变得不一样了。

还是老样子，卷袭而来的风寒，二话不说就先把皮毛孔窍郁闭住。我先把你最主要的散热通道给堵住，看你还怎么跑。皮毛被郁，热不得散，一窝蜂地郁积在体表，人体表迅速升温。接着风寒便开始了霸道的巡逻经脉活动。首先还是来到太阳经，往里一瞅，嚯，竟然没有热可以郁；风寒郁闷往下走，怎么搞的，阳明胃腑居然也没有热；终于跋山涉水，历经三天来到少阳胆经的外邪，感受到了一股从经脉中涌出的热浪。它就像毒蛇嗅到鲜血一样，猛地就将胆经裹闭得严严实实。少阳胆经一闭，腑热没有了出路，热全部滞留在了胆中。

风寒将散热通道都给封闭得严严实实，原本不温不火的病情一下走向失控，人疯狂极速地热了起来。

有的人可能会问：散热通道被外邪郁闭，人确实应当会更热，但左边的阳气还是慢吞吞地来，这热不至于会有多疯狂吧？

没有错，左道的阳气确实还是稀稀拉拉、不紧不慢地来，可是来到右路的阳热根本无路可走，往外散不去，由经走不了，想从胃腑过又被湿墙挡住了。这个时候圆运动的左边就像一个打气筒，而右边胸腔成了一个密封的气囊，热气从左边嗖嗖地往右打，不一会儿整个胸腔便被打满了热气。

当上焦的胸腔聚满了热气后，人便会感到胸腔胀满得难受（胸胁苦满），人越来越难受，最后难受得整个胸腔像是要炸开了一样。

我们知道，若是不断按压打气筒给气球打气，气球里的气体最终铁定会"嘭"的一声，挣破气球暴散出来，那么现在不断强行被塞进胸腔的阳热，最终会不会也能从这个密闭的环境里暴散出来呢？

答案是肯定的。所谓穷极思变、郁极思通，本性暴烈的阳热越积越多，其向外挣散开来的力量越积越大，随着力量不断增加，阳热最终一定会迎来疯狂的释放。这是毋庸置疑的，问题在于，这阳热它会从哪里突破出来？

它会挣破风寒外邪，从体表轰散而出吗？

按照道理，很有可能。阳性本升，相火挥旗直上，勇取外寇。但很可惜，如此正义的事情在这种情况下并不会发生，因为相火在郁积而散的过程中，找到了一个更容易的突破口，这个突破口就是胃土湿气。

我们都知道，阳热最开始之所以逆而上腾就是受了胃土湿气的阻挡，相火一下来，被湿气冰墙挡住了。所谓水火不相容，这些相火虽没法破冰而下，但少不了会灼烧土湿。所以当阳火开始在胸腔蓄积的时候，阳火便会一点点烧灼胃湿这堵冰墙，火越烧越旺，冰墙便越烧越薄，最终阳火蓄而发力，这堵罪恶黑暗的墙便轰然倒塌。

当土湿融化倒塌后，原本无处可走的相火便一窝蜂地涌入胃腑，力量全往下透泄了，外邪也就逃过了一劫。

上一论我们说了，胃土湿凝导致了肺气难以大量吸入，现在土湿化掉了，没有下行的阻碍，肺能吸入的清气自然增加了。但可惜的是，因为肺已经聚集了太多的相火，肺金还是收不了。肺金只能硬着头皮持续将相火这群闹腾的家伙往下敛降，其间路过胆腑打个招呼，接着就送到胃腑中去。

大家看，肺金把阳热运到下边来灼烧胃土，这不就成了正儿八经的肺热胃燥的阳盛实热病吗？

是的，郁积思通的相火强行把"虚伪之热"烧成了"真实之火"，但这并不是阳盛实热病，确切来说这是一半的阳盛实热病。

什么叫一半的阳盛实热病？这病怎么还能有一半的？

单看圆运动右方这个半圆，毫无疑问就是一派阳盛实热之象，可是请把目光往左挪——因为相火只是在右方郁积而散，也只是烧灼了肺胃，并没有烧到左边的脾肾，所以现在肾依旧是一池寒渊，脾也依旧是一方湿土，寒水依旧从下往上不断侵逼脾土，左方这个天地俨然一派阴盛寒凝之象。

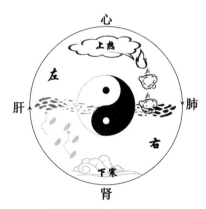

阴阳对峙，寒热各半

极其诡异的事情就这样出现了，如今的局面是肾寒脾湿与肺热胃燥同时出现，从左看是阴盛寒病，从右看是阳盛热病，所以这是一半的热病，剩下一半是寒病。

阴阳决战，寒热往来

今天最精彩的地方来了。

上一论我们说了脾与胃以膜相隔，脾病寒时，寒湿之水会由脾透过膜渗透到胃；而胃病热时，热燥之火会由胃透过膜蔓延到脾。那么现在同时脾病寒、胃病热，这会发生什么事情？

事情很简单，寒水想过去，热火要过来，水火相见，寒热对冲。狼烟起，战鼓响，龙旗卷，马长嘶，水与火这对天生的仇敌，在脾胃中间狭路相逢，不发一言，拔刀冲锋。

是的，它们打起来了！

我们来分析下战斗双方的情况。脾土的寒水来自北境之王肾脏，脾土的热火来自南国霸主心脏，这与其说是脾胃之战，不如说是全身水与火为了争夺中土展开的一次世纪大战。严寒的肾水是根基牢固的传统豪强（患者本为寒证），燥热的心火是揭竿而起的联盟新贵（虚火冲破胃湿），事情发展到现在，两者的实力可谓各有千秋、不相上下。

因为势均力敌，所以战况精彩纷呈，双方你来我往，互有胜负。

水胜火时，脾水有如水神共工相助一样，撕破烈焰的阻挠跨过了中间之膜。脾水化成一滩寒冷的冰水灌入了胃腑，燥火悉数被浇淋藏收于下，肺胃瞬间大行收敛之政，阳气藏于下，人病寒；火胜水时，胃火如火神祝融发出的火龙一般，冲开冰湿的抵抗直达脾土。胃火来到脾脏后，迅速燥化附着在脾土上的湿气，将郁阻的肝阳尽情地解救了出来。肝脾瞬间大行升发之令，阳气腾于上，人病热。因为

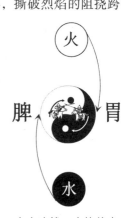

水火决战，寒热往来

水火势均力敌，胜负循环，所以人便一会儿热，一会儿寒，这就是著名的"寒热往来"，正如《长沙药解》记载："下寒则半里之阴内旺，所以胜表阳而为寒；上热则半表之阳外旺，所以胜里阴而为热。表阳里阴，各居其半，均势相争，胜负循环，则见寒热之往来。"

请注意：患者是寒热往来。一会儿寒，一会儿热，寒热交替出现，这与普通的太阳外感证同时发热、恶寒不同。患者仿佛走进了炎热的沙漠，觉得身体如火烧般热辣，恨不得褪去所有的衣裳；没过一会儿，患者又好像来到严寒的雪地，觉得身体如被冰冻般寒冷，即便盖上好几层棉被也无济于事。令人崩溃的是，被子还没焐热就被患者一脚给踢开了，因为患者又觉得身有大热；片刻过后，又觉得冷……

战鼓已擂，水火交战，胜负未判，寒热往来，这就是少阳病。大家没有看错，今天说的少阳病就是一场正在进行的战争，一场全身的水火在中土决斗的战争。

因为这是一场战争，因为双方互有胜负，水火会交替成为人体的主宰，各领一时风骚，所以人会不断地在寒病、热病之间来回切换。当寒水胜时，人则为寒病；当热火胜时，人则为热病。

当寒水胜时，水藏阳收，人正气困乏，精神衰倦，静默无言，饮食不思，这就是所谓的"默默不欲饮食"；当热火胜时，火升阳发，郁陷的肝阳大量地涌入右方胸腔，这时胆腑可就难受了，下有胃火炎升而来，上有猛火逼降，两火齐聚于胆，将胆汁津液烧灼成实痰，人"胸胁结硬"。因为胆有实邪，上焦的相火在敛收的过程中有一部分会因为痰邪的阻挡而上行，另一部分则到胃腑后逆而上行。这两股相火在逆行的路上相遇，交杂在一起，形成一股如龙卷风似的旋转气流直往上冲，使得脑中的精气为之旋转摇动，所以人"目眩"。这里说句题外话，人头晕目眩的本质是脑中的精气在旋转摇动。换句话说，只要使得脑中精气旋转，人就会头晕，这就是人玩过山车会觉得晕的原因。而因为内伤疾病导致的头晕，则脑部多半是受到这种旋转气流的扰动。更直白地说，人这个时候大多有两股上逆之气交杂旋转在一起，人铁定不只有一股逆气。以后治疗有眩晕问题的高血压时，不妨思考这一点。

旋转的热气流除了扰动精气外，还会燔烤津液，令人"口苦""咽干"。另外热火上冲，扰动心神，人"心烦喜呕"。

因为水火胜负循环，所以人随着寒热往来的节奏变换出现以上阴阳两派的症状。

如果你在临床上能一下子判断出患者正在寒病与热病之间来回变换，那么不要犹豫，这一定是水火正在交争的表现，这一定就是少阳病。如果你无法做出这样准确的判断，那么也没有关系，仲景在这里分享了一个秘诀，那就是只要患者有"寒热往来"这个现象，另外再有胸胁结硬、口苦、咽干、目眩等两派症状中的任意一个，那么就可以认定患者是少阳病，就像清代医家郑重光老师说的："有柴胡证，但见一证便是，不必悉具者，言往来寒热是柴胡证。此外，兼见胸胁满硬，心烦喜呕，以及诸证中凡有一证者，即是半表半里。"

寒热的十字路口

问各位一个问题，天下大势，和久必战，战久必和，如果我们啥也不管，放任水火一直打下去，会有什么结果呢？

所谓久战军中无锐士，虽然阴水和阳火不分伯仲，可两者并不会一直战斗下去。在交争的时候总有一方会在寒热往来的过程中损耗更多，最终因士伤马疲而败下阵来，将胜利拱手让出。若是阴水率先放弃坚守，那么中土便顺理成章地成了阳火的地盘。没有了阴水的来袭，阳火彻底在阳明胃腑烧灼，人自此但热无寒，成了阳明热病；若是阳火首先俯首投降，那么在中土一枝独秀的，可就变成了阴水。阴胜阳败，阴水彻底在太阴脾脏凝滞，人自此但寒无热，成了太阴寒病。

所以少阳病整个发展过程特别有意思，人一开始是寒热交替往来，一会儿热，一会儿寒。慢慢地，这种寒热变化出现偏向，最后便彻底在其中一方停了下来。少阳病患者就好像一台正在进行抽奖的抽奖机一样，这台抽奖机只有阳明热病和太阴寒病两盏选项灯。两盏灯一开始交替跳动，"噔噔噔"，最后光亮在哪盏灯停了下来，便宣告其为中奖结果，如同黄元御老师说的那样："阴阳交争，则见寒热。久而阳胜阴败，但热而无寒，则入阳明。阴胜阳败，但寒而无热，则入太阴。"

无论"中奖结果"是什么，那都不是好玩的，而且比普通的热病、寒病还让人头痛，这点后面会说。

反正当水火搏战，胜负未分，寒热往来的时候，我们得先想办法趁早平息这场战争，让人回到那条充满欢声笑语，泥土芳香的和平、健康的路上来。

具体要怎么做呢？

各得其所，和而不争

这种阴阳交争的状况虽然比较少见，但我们并不是毫无经验可寻。《伤寒论》第一个证——太阳中风证的情况正是营卫两者往来交争，那也是一对阴阳在战斗。对付营卫不和，我们当初采取的是"以暴治乱"的方法，用桂枝汤把正在打架斗殴的营卫轰出去，从而恢复宁静。那么我们现在能不能如法炮制，也用类似手段，暴力地把在中焦斗争的寒水、热火"消灭"掉呢？

答案是不行。因为这次参加战斗的是全身的水火，中焦只算前线战场而已，你把中焦的水火消灭掉，下焦之水和上焦之火这些后方部队会立刻赶来，继续战斗。这样一来，对混乱的局面起不到任何帮助，反而白白消耗掉气血。所以治疗少阳病是禁止采取汗、吐、下这些暴力"消灭"手段的，统称"三禁"。

不能以暴治乱，那该怎么办呢？其实也简单，像小时候老师对待调皮斗殴的学生一

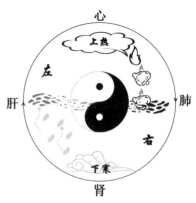

水火困于中，不得已而战

样，问上一句："水呀，火呀，你俩为什么打架？"

水火为什么会交战于中？通过今天的学习，不难知道，它们不是为了争夺地盘，不是为了建功立业，完完全全是因为双方同时被迫困在了中土。脾中的湿水原本是要阳升而上，胃中的燥火原本是要阴降而下，只不过愿望双双落空，水不得升，火无法降，水火不得已困在了中焦，这才诱发了混乱。

既然战争非本意，既然水火都不情愿待在中土，水愿升于上，火愿降于下，那么事情就简单了，我们索性让他们各得其所、如愿以偿。让水往上去，让火往下走，把这一对冤家拆开来，混乱与交争也就烟消云散了。有请小柴胡汤。

小柴胡汤

柴胡半斤；黄芩三两；半夏半升，洗；人参三两；甘草三两，炙；生姜三两；大枣十二枚。

上七味，以水一斗二升，煮取六升，去滓，再煎。取三升，温服一升，日三服。

人参、甘草、大枣温己土半里之寒；柴胡、黄芩清戊土半表之热；半夏驱浊降胃，生姜疏利通达。两者合力，清宫荡塞，令胆胃右降之道恢复顺畅。

圆湿水左升之梦并不困难，由于其是因阳衰才被迫凝于中土的，所以我们只要用人参、甘草、大枣来温补阳气，便可助湿水飞黄腾达；圆燥火右降之梦则稍微不易，除了清热敛火外，咱们还得松畅其右降之路（尤其是要对付胆腑郁积的痰实），因此用柴胡、黄芩清热，再以半夏、生姜荡塞通郁，如此方能令燥火回归故里。

小柴胡汤集温补半里、清泻半表于一身，使得脾土之水不病寒，胃土之火不病热。己土不寒，则寒水得阳气温煦可升于上；戊土不热，且胆胃敛降之路已通，则相火可清收而降于下；水自左升，火从右降，达成所愿的水火一笑泯恩仇，互相握了握手，说了句"再见，伙计"，从此各事家业，互不侵扰。

这里要说一下，小柴胡汤这个原方是中正无私，不偏不倚的。这里的清热与温寒之力并驾齐驱，小柴胡汤不偏热，也不偏寒，它属中性，它在右边清一分热就会在左边温一分寒，因此小柴胡汤适合用于寒热往来无偏、水火还处在势均力敌的少阳病初期。我们知道，随着水火交争，胜负天平会有所倾斜，因此我们在治疗少阳病时，需要判断胜负的倾向，随机调整用药的重心。仲景特意在小柴胡汤下面写下了这么一大段加减的方案：如果上热更旺，火已灼伤肺津而令人口渴，那么去掉燥热的半夏，加人参、栝楼根益气生津、清金止渴；如果燥火已经结实在胸，人心烦不呕，那么同时去掉人参、半夏，加瓜蒌实开胸涤肺，清热除烦；如果燥热与浊痰彻底结硬在胸，人胁下痞硬，那么就去掉甘缓的大枣，换上比瓜蒌实还擅长软坚化痰的牡蛎。以上是热火已然占据上风的加减办法。如果下寒更盛，大量肝阳在下面冲击湿土而令人腹痛，那么去掉清上热的黄芩，加柔肝和脾的芍药；如果脾中湿气太盛，导致木气郁极生风而人心下悸动，木气疏泄不畅而人小便不利，那么同样去掉清上热的黄芩，换上燥土祛湿的茯苓，以加大除湿的力度；如果湿气已然来到胃中，导致肺气上冲而令人咳，那么加五味子酸收肺气，去掉人参、大枣、生姜，换上温中之力更强的干姜。以上是寒水已然占据上风的加减办法。

无论如何用药，如何加减，目标都只有一个——水火各得其所，让左右恢复从前阳升阴降的和谐面貌。水火各得其所，肾水在阳气的温煦下化作热雾，路过脾土蜕变成活跃的青龙腾飞而上，带来大量的阳气。人一扫萎靡不振之势，正气充沛，语言活跃，饮食增加；心火在阴液的凉润下化成雨滴，通过洁净如新的胆腑在胃土幻变成安静的白虎漫步而下，将相火潜藏于渊。由相火上郁所导致的口苦、咽干、目眩、胸胁苦满、心烦喜呕诸症消失殆尽；水火不再交争于中，寒热往来之症也就成了历史，自然也就不会有寒热胜负之说了。因此，患者不再有入太阴而为寒病之忧，也无入阳明而为热病之患，就像《伤寒悬解》说的："小柴胡，柴、芩清泻半表使不入于阳明，参、甘温补半里使不入于太阴，则邪解于本经，而无入阴入阳之患。"

和平的香槟

和平就像一朵美丽的天堂之花，当它绽放时，人们都会围绕在它身边载歌载舞、疯狂庆祝。说来十足有意思，当小柴胡汤和解了水火的纷争后，我们人体也会为了和平的到来而庆祝，并且庆祝的方式特别洋气，它会在体内开一瓶"香槟"。

《伤寒论》曰："胁下硬满不大便而呕，舌上白胎者，可与小柴胡汤。上焦得通，津液得下，胃气因和，身濈然汗出。"

坐镇中土的小柴胡汤在分解寒热的同时，以生姜、半夏疏通了胆胃之郁。这样一来，上焦恢复了畅通，津液带着相火暗自欢快地往下走去，下焦肝肾的阳气便瞬间增添了不少，再加之人参、甘草的温煦助养，郁陷的肝木之阳变得生机勃勃。因此，当阻挡在肝木头上的脾湿被燥化掉后，这些生机勃勃、早就按捺不住的肝木之阳就会像一瓶被摇晃的香槟，被拔开了瓶塞一样，酒汁"啵"得就往外冲，最后从皮毛喷洒出来，所以患者服用小柴胡汤后，大多会出现"濈然而汗出"的现象。

各位发现没有，我们刚刚在讲少阳病的治疗时，从头到尾都没有管过风寒外邪。按道理不应该呀，人之所以从虚伪之热变成寒热往来，那可"多亏"了风寒外邪将散热通道给郁闭住了。但我们确实是没有管外邪，为什么可以这样呢？这是因为喝了小柴胡汤后，人体有这场"开香槟"的庆祝活动。小柴胡汤下肚，郁陷的肝阳受到鼓舞而迸发向上，在迸发的过程中会顺带把黏附在皮毛的外邪带出体外，从而达到汗出邪发的效果。这就是小柴胡汤奇妙的地方，它不发汗却能令汗出，专注和解阴阳却可顺带妙手除外邪。

所以之后在治疗少阳病时，大家可以牢牢抓住一个法则——人有往来寒热之症。此外，但见其他任意一个相关的症状（不管有没有太阳外感之症状），就可以放胆用小柴胡汤。在寒热交争的过程中，当寒去热来时，里热可能有足够的力量把风寒外邪给提前散解，也可能不够力量完成这个事情。情况是比较复杂的，但不需要管，放胆下小柴胡汤就行。如果确实判断出患者恶寒、发热、体疼，仍有外感，也可以像仲景老师说的去人参，加桂枝，以增加阳气迸发外散之力，这样自然更稳妥。

这里最忌舍弃小柴胡汤，而选择麻黄汤（桂枝汤）直接发汗对付外邪。麻黄、桂枝是辛温大热之药，本来人家寒水热火正在交战，你不帮忙劝和也就算了，还一下子下了这么大热的药，这不就是来帮热火提前"一统天下"吗？所以麻黄汤一喝，热火瞬间取胜，并肆无忌惮地在体内烧灼起来，热邪熏扰心神，人神昏谵语，正如仲景老师叮嘱的："少阳不可发汗，发汗则谵语。"

第二十二论

大柴胡汤——

惊天妙手，揭盖取汗

如果不派小柴胡汤劝和，就坐着看阳火与阴水打下去，结果肯定有一方会获得胜利，人定也会在寒病、热病中二选一，这是不用掐指都能算到的。

有的人可能会说：小水牛，没有关系，寒病、热病我都会治，什么承气汤、理中丸，我用得信手拈来，怕啥呢？

千万别这么想，事情与大家想象的还有点出入。

《四圣心源》云："胃逆则甲木之根本不能下培，盘郁地上，而克戊土，故痛在心胸。"

自从胆腑成了"车祸现场"后，相火就开始在胆腑聚集并烧灼津液。津液与相火相结在胸胁成了结热，这个结热会一路尾随，所以患者一直会胸胁痞痛不适。无论最后变成阳明热病，还是太阴寒病，患者身上都会带着胆腑结热这个少阳病的"遗腹子"。而正是这个结热，会让后面的情况变得异常麻烦，具体有多麻烦？我们先来看少阳病变成阳明病的情况。

少阳入阳明——惹不起也等不起

当阳火成功打败阴水后，阳火彻底统治中焦，尽情地灼烧脾土的湿气。随着脾湿被火蒸化消融掉，原本郁积的肝阳就像被一下打开了蜂巢的蜜蜂，倾巢而出，轰散到上焦。因为表邪未解，这些阳热并不能从皮毛出去，只能停在上焦，等着肺金来处理（肺说：我就是欠你们的）。

肺冒着被火灼烧的痛苦，强行将阳热敛收于下。这时问题出现了，一般的阳盛热病，肺就是一路从上将阳火赶到胃腑。但现在不一样，因为胆腑这里有结痰，下行的阳热到胆之后会有一部分受到阻拦，剩下的才进入胃腑。这部分被截住的阳热顺势就在胆腑干起了"烧烤"的生意，将津液、胆汁烧成热痰，胆腑的结热就这样发展壮大起来。正常的阳明实热病是阳火直接到胃中聚集燃烧，现在火先在胆中聚集再往下，这就是不同的地方。事情到这还没完，来到胃腑的阳热在转身回上焦（阳顺着炎升本性往上腾）的过程中，会被愈加拥堵的胆邪拦住。大家能明白吗？阳热从上焦下到胆邪之后，很难再腾回上焦，此时胆与胃合在一起，就像一个瓶子（胆为瓶盖，胃为瓶身），上焦的火就这样不断从瓶盖注入这个瓶子，大量的火就这样在胆胃之间聚集，很难再逃走。没过多久，热火就将胆胃"注"满了。

上焦的阳火才不管你满了还是没满，仍然一个劲地往下挤。胆胃之间的阳火实在没地方装了，哪里有路就往哪里逃吧。于是胆胃之间、蓄积不容的阳火被迫从食道和肠道这两个出口逃窜。在这期间，未消化但还停在上脘的食物随着逆气从食道而出，已消化、溜到下脘的食物被热气推出谷道，人便呕吐、下利。

这里的下利是由于热火蓄而下发导致的，与寒病腹泻不同，这里更为急迫，并且"粪出辟辟有声"（《医碥》），拉完肛门热痛，好像肛门有火烧过一样（其实就是被火烧过）。

阳火上炎，外邪郁闭，肺金敛降，蓄而不容，冲散而为吐利。病情发展到这儿，暂时告一段落。又吐又拉，再自由不羁的人心里也得开始害怕。怎么办呢？

　　按照一贯急外缓内的原则，我们应该先把外邪发散掉（注意风寒外邪一直是没有解的），不让它继续郁闭邪火，并且可以及时掐断传经活动，接下来就可以没有后顾之忧地对付里热了。但在这里，仲景老爷子放弃了如此平稳的方法，果断地用黄芩汤先清里热。

　　《伤寒论》说："太阳与少阳合病，自下利者，与黄芩汤。若呕者，黄芩加半夏生姜汤主之。"

黄芩汤

　　黄芩三两；芍药二两；甘草二两，炙；大枣十二枚。

　　上四味，以水一斗，煮取三升，去滓。温服一升，日再夜一服。若呕者，加半夏半升，生姜三两。

　　黄芩、芍药清其相火，甘草、大枣补其胃阴，众药合力清热益阴，泻除壅滞的实火，令胆胃清虚以能复纳水谷而利可止。若患者仍有呕吐之症，则于黄芩汤中加入半夏、生姜降胃逆而止呕。

黄芩加半夏生姜汤

　　黄芩三两；芍药二两；甘草二两，炙；大枣十二枚；半夏半升；生姜三两。

　　上四味，以水一斗，煮取三升，去滓。温服一升，日再夜一服。

　　黄芩汤虽然被后世称为"万世治利之祖方"（《医方集解》），但在这里并没有多特别，就是清降胆胃郁热（尤其是清胆腑结热）。为什么在没有散外邪的情况下就清热？要知道这样是很难一次性将热清完的，但凡剩下一点浮热，一被风寒郁闭就会死灰复燃。

答案就在那个不起眼的胆腑结热上。

在阳明热病里，我们见识过胃腑是一个很有气量的脏腑，它有广阔的空间可以"藏污纳垢"，可以让邪气安安心心在里边待着。但胆腑可不一样，它所处的胸胁是狭隘到出过成语的，这里并没有多少空间可以容纳其讨厌的东西。

所谓"壶小易热，量小易怒"，因为"心胸狭隘"，稍一不小心，结热就可能把胆腑这个驿站堵死。这点最需要警惕，如果结热堵死了胆腑，那么右降之路就会一下子崩塌，阳气瞬间不得归根，人顷刻就会没命。

所以这种情况下，最该注意的就是不要让胆热彻底结实，千万不能让胆腑这个瓶盖盖死。

因此，这个时候不能发汗散邪，胆胃整个瓶子都是热火，再加入辛温大热的麻黄、桂枝，会加速胆腑结热的生长壮大，这很危险。除了不能发汗外，这个时候也不能啥也不做。让胆热自己烧下去，后果也是死路一条。

这个胆腑结热就像那我们总喜欢生闷气的女友一样，当她生闷气的时候，你不能再惹她，不然就是火星撞地球。除了不能惹，你也不能啥也不干，让她自己静静地消化。她消化的结果，最后就是把你消化了，哈哈。

总的来看，现在里边的情况是蛮紧急的，急不在于又吐又拉，而是急在胸胁不适。所以仲景抢先用黄芩汤，让其化作一阵及时雨，冲刷掉胸胁没彻底结硬的痰热，让人起码先变成普通的热病，接着再来对付外邪。

请注意，虽然仲景老师在这里就整了一句："太阳与少阳合病，自下利者，与黄芩汤。"但可不要真的只用黄芩汤。后面该散外邪就得散外邪，散完外邪，如果人还有咳嗽、口渴等热象，那该清热就得清热，就像徐灵胎老师对黄芩汤评述的那样："下利即专于治利，不杂以风寒表药，此亦急当救里之义。若呕，亦即兼以止呕之药。总之，见症施治，服药后而本症愈；复见他症，则仍见症施治，可推而知也。"

大柴胡汤——惊天妙手，揭盖取汗

时间从不等人，尤其当灾难卷席而来的时候。如果没有及时治疗，稍一恍惚，大难就会像陨石一样迎着头撞来。

胆胃之间蓄积而发的邪火在推谷渣下行的过程中，会竭尽所能地灼烧胃肠的津液，最终硬是把肠胃烧得"水枯舟停"。你没有看错，如果啥也不做，你会等来"燥屎"。人不再下利，而成了不下利，人开始便秘。

因为便秘，燥屎堵塞住肠道，胆胃这个装火的"瓶子"一下少了一条重要的散热通道，此时便只剩下食道一条路可以散热。所以热火一下从食道争先而出，人这时"呕不止"，频繁呕吐，几乎停不下来。

多车寡道热难散，事情发展到如此，那就是肉眼可见的可怕了。少了肠道这条散热大道，全身的阳气左升再右降，统统在时间老人鞭子的催促下挤进这个瓶子里，无论胆热还是胃热都迅速发展旺盛。人胸中的疼痛感急速加重，这个时候不再是胸中闷闷不适，而是胸口疼痛，越来越痛，带有急迫感的痛，即所谓"心下急"。因为胆热的拦阻，只有很少的邪热能够挣脱上行，所以人"郁郁微烦"。因为有大量的热蓄积在右降之路上，所以在收敛之气盛行的午后，人会大发"潮热"。

怎么办？眼看胆腑结热迅速发展，很快就要彻底堵死阳降之路了，该如何是好？

很显然，现在更加惹不起，也等不起。要是下麻黄、桂枝发汗，那就是提前帮死神盖牢地狱的盖子；要是啥也不干，那这人不是被堵死，就是被痛死。

自古华山一条路，眼看只能先来清除结热了。

对不起，如今华山这条路想走还不给走了。

现在患者"心下急"，胸胁中由痰和火烧成的实热已经很满急深结了，这时用清热润滑的黄芩汤基本对付不了胆热，得大刀阔斧行攻下之法，才可能快速地把这个"心胸狭隘"的魔鬼消灭掉。可是在这个情况下行"下法"会触动一个同样要人命的戒条——表不解，不可下。表不解是不可下的，不然会造成表阳内陷，从而使得心下结热越发严重，最后诱发结胸痞证。

看，事情多么糟糕，这个时候不能发汗，可不汗出就没法下胆热，胆胃现在就像一瓶烧红的煤气罐，不能再见一点火星，但也被告知不能降温平热，怎么办？

再等下去可就要"爆"了！

只见千钧一发之际，仲景使出惊天妙手，平地炸响一声惊雷，冲散了魔鬼的牢笼，瞬间化解了这场危机，他说："先与小柴胡汤。"

看了接下来这段，你们或许会更进一步知道人们不称仲景为"医人"而为"医圣"的原因，他的这个方法基本就不是人能想出来的。

小柴胡汤中生姜、半夏可荡胸中瘀满，黄芩、柴胡可清少阳经中之热，此四味药合力可撬动胸胁结热，令"上焦得通"，郁热得上；再者人参、甘草、大枣可温添正气，以助里阳抗敌。道路通达，隆盛的胃热得以冲腾于上，孔窍蒸泄而开，汗自出而邪四散。

仲景用小柴胡汤来了一招"揭盖取汗"。你不是装了很多阳热，你不是盖子快封住了吗？好，那我就把你的盖子稍微撬开，这样里边的热就会大量上腾，用这个极盛的热去冲击体表，外邪不就手到擒来了吗？四两拨千斤，借力来打力，谈笑间樯橹灰飞烟灭，可怕吧？

小柴胡汤不仅可以调和阴阳，治疗寒热往来的少阳病，还可以用来"撬瓶盖"发汗，这就是医圣的惊天绝技！

服小柴胡汤，人汗出表解后，死神的一只脚就已经跨出门去了。没有了表邪，只剩下胆胃这瓶装满邪热的"煤气瓶"了。接下来我们就只需要来攻下这瓶邪热。

关于攻下的方法，最被我们熟悉的就是诸类承气汤，但在这里是不能被派上用场的。因为大、小承气汤攻下之力太过迅速，一喝下去，攻下的兵力就全跑到胃肠去了，并不能对付胸胁结热，所谓"但去肠胃有形之物，而未泄胸膈气分之结热也"(《伤寒来苏集》)。

所以我们得调整承气汤，让其同时发挥攻泻胆胃结热的作用，这样才能将"整瓶火"给泻掉，有请大柴胡汤。

大柴胡汤

柴胡半斤；黄芩三两；芍药三两；半夏半升，洗；生姜五两；大枣十二枚；枳实四枚，炙；大黄二两。

上八味，以水一斗二升，煮取六升，去滓，再煎。温服一升，日三服。

枳实泻痰以利胸膈，大黄破实以宽肠胃，柴胡、黄芩、芍药清泻相火，半夏、生姜降胃止逆，大枣护中润燥。大柴胡汤旨在清少阳胸胁之热，又泻阳明胃土之实，令胸膈、胃腑之浊热悉数而清，人则可转危为安。

在这里只用了少量大黄（大承气汤中大黄的用量是四两，另外还用了三合芒硝），目的就是让大柴胡汤能尽量留在膈上扫荡邪热，不急于下行。让枳实、柴胡、黄芩、芍药尽可能在胆腑折腾，待这些药把胆中的痰打成豆腐渣，把胆中的热清成浊液，大黄再把肠道这么一滑，所有臭气熏天的糟粕轰隆隆而出，人拉个痛快，邪热尽除，胆胃洁净如洗。

外邪散去，人的各种恶寒、头疼表证悉数消失；胆胃洁净，右降之路恢复畅通，人的心胸开阔，大便畅通，心下急、便秘、潮热等里热急症附着在臭便中永远堕入粪坑，人转危为安。人深吸一口气，感受到一股无比美妙的凉风直入胸腔，在大病初愈之际，享受着"心宽"带来的愉悦！

有这么一位李女士，她因右胁、胃脘疼痛难忍，在床上滚得翻天覆地，被急忙送至医院。医生做完一系列抽血、拍片的检查后，因为不能肯定是胆囊炎还是胆结石而不知所措，只能不断注射杜冷丁（一种类似吗啡的止痛药，属于成瘾性的药品）来勉强止痛。医生知道如此并非长久之计，且拖延病情可能后患无穷，遂急忙请院内中医名家刘渡舟前来会诊。

刘老一看，患者体胖，面颊潮红，舌根黄腻，脉沉弦滑有力（留意如此舌象、脉象），而且大便已好几日未解，这正是实热结于胸胁和胃腑的表现。幸运的是，李女士满身大汗，说明表邪已散，无须先行小柴胡汤解外。因此，刘渡舟老师直接开出了大柴胡汤，并叮嘱药煎煮后，分成三次服。殊不知，喝了第一碗药汤后，患者疼痛便止；再服，大便解下甚多，心胸畅爽无比。带着几剂调理的中药，患者就这样一身轻松地出了院。

看，大柴胡汤就是这么厉害！

柴胡加龙骨牡蛎汤——少阳传太阴之秋

《伤寒悬解》说："少阳之传太阴者，正自不乏。"虽然阳火弑君夺权的戏码更常上演，但阴水守住江山的剧情也不少见。

如果阴水在水火大战中坚挺到最后，那么它会夺回中土的地盘。寒冷、凝滞的阴水重新涌入胃土，胃中的阳火如被洪水淌过的蚂蚁一样消失不见。阴水不断侵袭，凝滞在胃土，重新形成一堵冰墙，封堵住右降之路的枢纽。寒湿中土，胃不得降，肺不得敛，肺胃的敛降之路再一次陷入崩溃。来到上焦的阳火，没法顺利下收，转而又逆腾于上，人出现种种上火之象，到这里就形成了土湿火逆的真寒假热病。

大家注意，我们又回来了。少阳病的前身就是真寒假热病，现在转了一圈，打了一仗，又回到真寒假热病。这是少阳病特别有意思的一件事情，闹了半天回到原点，冥冥之中好像在说——战争就是在瞎胡闹。

不过雁过留痕，风过留声，这场战争并不是完全没有"作用"，它最后还是会留给我们难以忘却的伤痛——胆腑结热。

在之前整个阴阳交战的过程中，胆腑结热都在不断增加，现在土湿火逆，虚火右逆而上也会继续在胆中郁结，胆邪不断填塞胸胁，人感觉"胸满"，胸口堵得慌，很不畅顺。胆火郁极待发，时不时就会挣脱浊痰束缚，从而上冲心神，搅得人"烦惊"，人时不时就觉得烦躁不安，明明没有人吓自己，心却总会像被吓到一样抽动。由于胆木上冲心神，原本就不强大的心神（人现在是真寒阳虚病）容易出现涣散混乱，所以人会出现"谵语"。人这时不是大吵大闹，大放厥词，而是有点自言自语，并且说的都是一些消极厌世的话（留意这点）。

整个胆腑结热看起来就像战乱过后，未被彻底平定的心腹大患。这个大患虽然落败了，虽然不太可能再有太大的作为，但它就是恶心你，时不时就要骚扰你一下，时不时就向"京城"（心脏）发起冲击，搅得"君王"（心神）惊慌烦乱。

另外痰热结于胸胁，使得在这里沟通上下的经络结硬不能转动，人的身体一动就会牵引这里的经络，从而疼痛难受，出现"不可转侧"的现象。《伤寒缵论》云："邪气结聚痰饮胁中，故令不可转侧。"

由于胆邪的阻滞，整个肺胃敛收之路变得异常崎岖不通，上焦热雾难以化成津水顺利下流，无水下鏊，人出现"小便不利"。无从安放的热雾、津水顺虚火之势浸淫肌肉、皮肤，人就像被注了水的猪肉一样，感觉"一身尽重"。

胸满、烦惊、小便不利、谵语、一身尽重、不可转侧，这就是阴水打胜，少阳病转入太阴病后，人所要经历的痛苦。虽然症状看起来很多，但本质并不复杂，就是土湿火逆之真寒假热病，只不过多了胆腑结热。因此，治疗思路并不复杂，效仿黄连汤燥土清火，再加清泻胆邪之药就行，有请柴胡加龙骨牡蛎汤。

柴胡加龙骨牡蛎汤

柴胡四两；半夏二合半，洗；人参一两半；大枣六枚；生姜一两半；桂枝一两半；茯苓一两半；大黄二两；铅丹一两半；龙骨一两半；牡蛎一两半；黄芩一两半。

上十二味，以水八升，煮取四升；内大黄，切如棋子大，更煮一二沸，去滓。温服一升。

人参、大枣、茯苓补中而泻湿；桂枝温阳以扶正；生姜、半夏降胃止逆；龙骨、牡蛎、铅丹软坚消痰，敛收神魂；大黄、柴胡、黄芩清胆降火。

真寒假热病，寒湿为本，燥火是标，问题的核心在脾胃中土这堵寒湿的冰墙。燥化掉这墙，问题也就解决了一大半。仲景在这里用人参、大枣、茯苓培土燥湿，"融化"冰川；以生姜、半夏降胃止逆，"敲碎"冰墙。这五味药合力，把中土的寒湿燥化掉。湿去土燥，胃腑这个收敛之路的大门重新得以敞开。

门打开了，可胸胁的结热仍然堵在那里，收敛之路并没有恢复畅通，所以还得清除胸邪。在此仲景选用了龙骨、牡蛎、铅丹来治胸中痰邪。龙骨和牡蛎皆为味咸性涩之品，咸能软坚散结，两味药一起用，为治痰神品。清代医学家陈修园就说过："痰，水也，随火而生，龙骨能引逆上之火、泛滥之水而归其宅；若与牡蛎同用，为治痰之神品。"沉重降敛的铅丹在龙骨、牡蛎之间犹如虎之双翼，它能将化散开来的痰邪降沉到下路，化浊水而出。总的来看，龙骨、牡蛎和铅丹共同对付结在胸胁的浊痰。

对于痰结破开熏冲而出的郁热，仲景下柴胡、黄芩、大黄来清。看到大黄很多人会本能地以为这是来攻胃热的（关于这点，各派争论不休），但我们知道患者是阳虚土湿，仲景特意用人参、茯苓温土燥湿，此时根本无胃火可清。另外注意药方后面的医嘱，仲景老师特意要求大黄"更煮一二沸"，就是别的药煮好了，再把切小的大黄放进去煮一小会就行，别煮太久。这么做与用开水泡大黄黄连汤的原因是一样的——只取大黄轻扬清淡之气，以洗涤上焦心肺之热。

温土燥湿，软坚化痰，凉荡浮热，不离调和阴阳之理，更蕴荡除胆邪之妙。

这还没完，我们来看最后一味药——桂枝。你们注意到没有，我们讲少阳入太阴这个证时，并没有管风寒表邪。要知道这个外邪从头到尾可都没有走过，刚刚在大柴胡汤证时，我们为了它可还大费周章地使出了惊天妙手，到了这里却没有管它，为什么？

事情是这样的——几乎所有的上热下寒病（极端的阳脱证除外）都可以不用管外邪！

因为所有温土清热的方法都会像小柴胡汤一样，具有"开香槟"的作用！大家看，行温土清热之法，胃土可降，上焦阳气得收，下焦阳根秘固，这些归根的阳气和被脾湿郁挡住的肝阳走到一起，蓬勃而发，冲到皮毛，"啵"地一声，又是一瓶好香槟。

诸位可以记住这一点，上热下寒外加有表邪，用什么表里双解的小青龙汤、大青龙汤都是不合适的，可以干脆不管外邪，安心地温寒清火，调和体内的阴阳，等阴阳调和了，体内自会"开香槟"，汗出邪解，如同《伤寒论》一句很有名的话："阴阳自和者，必自愈。"

如果真确定有外邪，也可以果断下桂枝，桂枝既可以温阳助燥湿，又可以增加肝木之阳，为到时的"勃发"增加力量，柴胡加龙骨牡蛎汤中的桂枝就起这样的作用。

寒湿燥除，胃门大开，胆经洁净，肺气清爽，顺利涌入肺中，相火畅行无阻，悠然下走。相火下行，则君火根深而不飞动，人心定而神安，烦惊、谵语自除；痰热肃清，人心胸开阔爽快，不复胸满；土燥胃降，津液得下，则湿水流淌归壑，小便自来，身轻体盈。

所谓"德高人长寿，心宽福自来"，在胸邪消除，上焦得通，心胸恢复开阔后，原本萎靡的阳气重振士气，一路勇猛冲向体表，直取风寒外寇之首级。自此天下归于平静，祥和之光遍照神州大地！

经典之书，贵在育人

关于柴胡加龙骨牡蛎汤，小水牛愚钝，我想聊点临床应用的心得体会。在临床上，不容易遇见正儿八经少阳入太阴病的患者（一个人得了少阳病，拖着不治，正好"抽奖"抽到太阴病，又正好找到你来治，这还是需要一点缘分的），但却很容易遇到一类人——长期失眠、怎么治都睡不着的患者。这类患者往往都适合用柴胡加龙骨牡蛎汤。因为长期失眠，阳神没法归根，肾水必寒，人基本会是阳虚土湿火逆之象。另外屡治不效，各种安神药、安眠药都没有效，那么其右降之路基本就是被浊痰瘀物阻挡住了。痰挡在那里，不把痰清了，任你怎么养心敛神，该下不去还是下不去。这个时候如果用柴胡加龙骨牡蛎汤，那就厉害了，标本兼治，痰邪荡除，一下子就能打通肺胃右敛之路，心神一下子就能归府，有时候三剂药没喝完，人已经呼呼大睡了。

另外这汤也很适合用来治疗大部分抑郁症。大家看一下这剂汤药的相关症状——胸满、烦惊、小便不利、谵语、一身尽重、不可转侧。胸口好像压着块石头一样难受（胸满）；总觉得有人在吓自己，感觉烦躁（烦惊）；很多事情看起来都不满意，但却没有勇气说，只能嘀嘀咕咕（谵语）；浑身感觉重沉沉的，啥也不愿意干，有时一动浑身难受（一身尽重，不可转侧）。这些不就是抑郁症的表现吗？很多抑郁症患者其实就是真寒假热，水火混乱，并且胸中有邪，这是很适合用柴胡加龙骨牡蛎汤来拨乱反正，驱除心魔的！

《伤寒论》就是这么伟大，随手一张看似普通的方都蕴藏着巨大的能量。读《伤寒论》，再狂妄的人也狂妄不起来，任何人在仲景的圣光下都会相形见绌。读《伤寒论》，再自私的人也自私不起来，看着仲景为众生贡献无上的智慧和精力，再对比自己为了鸡毛蒜皮的事情斤斤计较，是个人都会觉得惭愧。

这就是圣贤之书的奇妙，它会使人变得很小，却会使其心胸变得很大！

太阴篇

第二十三论

太阴病前身——

寿命的本质

《伤寒论》曰："伤寒三日，三阳为尽，三阴当受邪。"

伤寒前三日，邪传三阳经，这三阳经连接的三个阳腑都处在圆运动右降之路的关键位置上，可以说经邪在前三日"检查"的是右半圆这方阴降天地。而热病的本质正好是阳热打破了阴阳平衡，"涌入"了右半圆，所以不管什么热病（包括了假热病），其邪热在经传三阳时都会被点燃，迎来彻底的暴发，这便成了三阳病。

如果在前三日没有见到任何暴热的迹象，那么恭喜你，你没有患三阳病，你本身也没有热病的问题。但别高兴得太早，接下来经邪将由阳转阴，开始传入三阴经，这三阴经所连接的三个阴脏可全是圆运动左升之路的核心。经邪马上开始"检查"左半圆这个阳升世界，在这期间有一类大病会彻底暴发——阴盛寒病！

阳衰土湿，三阴同病

健康的时候，肺清胃畅，阳根秘固。下焦肾水在阳根的温煦下，俨然一池将要沸腾的温泉。一缕缕嫩阳热气咕噜咕噜冒腾，升于左化作肝木之阳，如青龙般盘旋至脾脏，化谷生阳，成长得更强大、炽热，最终破土

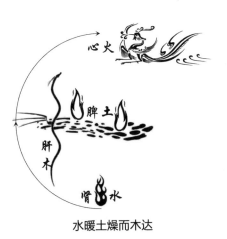

水暖土燥而木达

上至心脏，展翅为熊熊的朱雀以耀四方。

水暖土燥木达，阳气从下祥和、稳定、持续地炎升于上，这是健康的状态。

《中庸》云："道之不行也，我知之矣；知者过之，愚者不及也。"太过和不及总是道的两头，"太过"的情况我们已经学过了，阳气升腾得太多、太热烈了，最终涌入右边，摧毁了肺胃，烧得乱七八糟。现在我们来了解一下"不及"的情况。

因为各种原因（如嗜冷饮如命、劳累耗阳过度），本性亲下、偏盛多余的阴水打破了阴阳平衡，坠入了肾脏，浇熄了肾中热阳，将温泉逐渐冷凝为寒渊。寒冷的肾水蒸发，上泛到脾土，化为凝固猪油般的湿气。此时下焦的热阳没有了往日的"生机勃勃"，变得稀疏萎靡，好不容易升到中焦又被土湿给阻拦下来，最终真正能够上腾的热阳寥若星辰。

这就是阴盛阳虚寒病的真实情况，阳气本身萎靡不足，在升腾的时候又倍受阻拦，只能一路坎坷地升于上，最终造成阳虚不足之象。因为升于上焦的阳气不足，用起来捉襟见肘，最后能够剩余归于下焦收藏起来的阳气是少之又少。所以阳根就越来越弱，水越寒，土越湿，木越郁，直至冰天雪地，阳尽而绝。

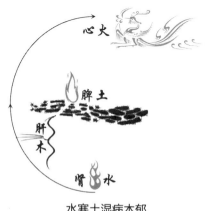

水寒土湿病木郁

相比于热病的"丰富多样",寒病非常"单一"。几乎所有的寒病都是这样的情况,都是萎靡的阳气在"冰天雪地"中坎坷上行,只不过萎靡的程度和坎坷的程度不同而已。用专业术语来说,所有的寒病皆为水寒土湿木郁。当人阴盛寒病时,那么就意味着其体内水寒土湿木郁,其太阴脾脏、少阴肾脏、厥阴肝脏皆病。所以古人在讲寒病时,常常就把脾、肾、肝这三个阴脏看成一个整体,故有"病入三阴""经传三阴"等说法。

寒病因为出奇的统一,所以如此患者在患了风寒后的遭遇几乎也是一致的。传经前,阳气外流于腠理,人阳失而寒。传经后,经邪四日传至太阴经,脾土的湿气受郁而盛,所有的寒病在这一天都迎来彻底暴发,紧接着少阴寒水受郁而寒,厥阴郁木受郁而发,人的情况与日恶化。

关于寒热病的传经,小水牛有一个很喜欢的比喻——风寒外邪对于热病来说,就像一把直插心脏的匕首,它传到某一个经,让热彻底暴发后,就不再往后,干脆利落。而对于寒病来说,外邪则像一把一层层凌迟割肉的小刀,它传到太阴经暴发后并不会收手,还会继续传经,继续往里伤害下去。

话说你们喜欢这其中哪一种死法?哈哈。

脉不浮不得发汗

要我看,外邪对于寒病患者来说是更可怕的,因为它们有时候是"无敌"的存在。

　　任何时候对付外邪都是一件头等大事。阳盛热病患者没有什么问题,其身体内外本身有大量蓄势待发的邪热,只需要稍微扔点辛散之药,很容易就能取汗,很容易就能散邪。所以外邪这敌人对于里热患者来说是很凶猛的,但却也不难对付。

　　而里寒患者的情况就不一样了。如果外感里寒患者脉象是"举之有余,按之不足"的浮脉,那么事情还算容易,行小青龙汤双解表里或直接用桂枝汤(麻黄汤),都还是能顺利发汗散邪的。可是患者的脉象一旦不是"浮脉",而是"沉弱之脉",那么这个时候就算你有多了解外邪的恐怖,你有多心急想要对付它,你也对付不了它,你只能顶着它无情的嘲笑,老老实实温补里阳。怎么回事呢?

　　我们都知道,一般情况下,风寒一束表,营热表阳就会郁积在体表而呈现气血外浮之象,所以人脉浮。那么是不是受了风寒,人就一定会是浮脉呢?并不是,如果人体内的阳气很虚弱,虚到连体表都没有什么阳气,那么这时不管你风寒怎么郁闭,体表都是"空空如也"。没有阳热在表受郁而积,自然也就没有气血外浮之势,人不脉浮,反脉沉。所以人并不是患了风寒就一定脉浮,脉浮与否是看体表有无受郁的阳气。

　　脉浮时,体表有郁积的热阳,腠理相当于已经聚集

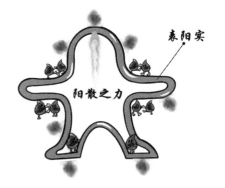

脉浮表实邪易解

了很多兵力。此时服辛温发汗药，药力从头部一进入体表，即会在后面推着这些"兵力"外散。药力只要达到一定强度，受到推动的表阳即会同时破邪而出，把体表上下前后的邪气一同散出。邪气一出，体表的正气随即就会化生新营卫，把体表闭阖住。所以当人脉浮时，发汗很容易，后续也没有多大的风险。但脉要是不浮，事情就不一样了。

脉不浮反沉，表阳空虚，腠理没有兵力。此时发汗之药由头部进入体表后，没有兵可助，没有东西可以推，只能纯靠药力，完完全全靠自己从上至下布散体表，充盈整个腠理，进而才能将邪气一轰而散。大家能明白吗？发汗的本质，其实是让阳热不断地充盈腠理，直到"撑开"所有毛孔，让人汗出邪散。脉浮时，腠理本身挤满了阳热，此时只需要再加一把力，就能撑开所有毛孔。而脉沉时，药物之热得先从头到尾填满腠理，等到腠理装不下后，才能做到满极而发。此时正常用量的麻黄汤是不够力的，根本达不到这种效果，喝了人根本出不了汗。

显而易见，这种情况需要加强药力。

但你会发现，加大药力也没有用。

我们好不容易组建一股强大到能充盈体表、能够发散全身邪气的阳散力量，当这股力量开始行动时，你会发现一件

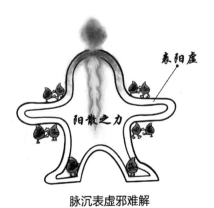

脉沉表虚邪难解

事情——因为药力来到体表后要先经过一个从头布散的过程，这股用于攻全身邪气的强大力量来到头部后，随即就会作用于头部这个点，把头部这点邪气给捣鼓开来，头一下就大汗而出，这一出药力便会外泄。

在这种情况下，药力很难充盈整个腠理，很难遍布整个体表，它可能还没遍布到腰，就全泄完了。因为只是局部出汗，只是头部的邪解了，其他地方的邪气还在，等余下邪气重新蔓延至头部，人又完全被"大雪封山"。很多人在临床上都不明白，为什么患者明明已经喝药了，明明也流汗了，可没过多久又发热头疼。这就是因为你只是局部发汗，并不是全身有汗，邪并没有全解掉。

这就是脉沉时发汗解表的情况——发汗之力弱根本出不了汗，发汗之力强又会冲击局部而出，不能散尽全身的邪气。所以脉不浮的患者是很难出汗，很难散邪的，如《景岳全书》说的："凡外感而脉见微弱者，其汗最不易出，其邪最不易解。"

有的人可能会问小水牛，力小不行，力大也不行，那这种情况岂不是没法把风寒赶跑？

倒也不是，只不过代价太大了！

如果非要完成这项不可能完成的任务，只有一个办法，那就是强行一个劲加大辛散药力，让其强行遍布全身。在这中间不管哪里出了汗，泄了气，就是咬紧牙关，鼓足力气，像要给破了洞的轮胎打满气一样，疯了一样地"打气"，疯了一样地辛散。

在这期间体表的情况会非常惨烈，从头到尾的毛孔会陆续暴散开来，大量的阳气会疯一样从腠理冲出，人会大量地流失阳气。

这还没完，当表邪散走后，体表千疮百孔，人表虚漏汗，阳气继续外泄。人就像一间破茅草屋，遭受狂风暴雨胡乱吹刮，待风停后变得更加惨不忍睹。经过这样一场暴汗，人的阳气会成倍地减少，人的情况也会成倍地恶化。

综上所述，治疗外感患者，要是号到浮脉，那可以放胆先攻邪（寒病、热病皆如此，少阳病除外，少阳病不必发汗散邪）；要是号不到浮脉，那不能拿着麻黄汤就下，这时不能发汗！

这时风寒对于我们来说就是无敌的，对不起，实在惹不起，风寒你想干啥就干啥吧。我们唯有卧薪尝胆，抓紧时间温补里阳，等到我们把阳气补起来，尤其是把表阳补起来，把人的脉象由沉弱补到浮鼓起来时，才能亮剑取敌！

若速取汗，则促寿限

《伤寒论》有云："太阴病，脉浮者，可发汗，宜桂枝汤。"

《伤寒论》另云："病发热头痛者，脉反沉，不差，身体疼痛，当温其里，宜四逆汤。"

脉浮可发汗，脉沉当温其里，医圣这两句话说的就是这个道理。朋友们，遇到脉反沉的外感患者，看到他们怎么治都治不好的时候，千万不要逞一时之能，千万不要以为我有本事治，我能一下子把外邪散去，就冲动地下发汗猛药。这个冲动的后果，可不是说承受就能承受得了！

南北朝时期有一个很不走运的人，他的名字叫范云。他为梁武帝萧衍打下了江山，可谓鞠躬尽瘁、死而后已。但就在功成名就，第二天梁武帝就要在称帝大典上给他授九锡之礼（相当于现在国家最高荣誉勋章）的时候，发生了一件事情——他病了，得了伤寒。

这可急坏了他，忙活了一辈子可就为了明天的出人头地，这个时候怎么可以病倒？他赶紧找来太医徐文伯（这是一个相当厉害的人，医术非凡，相传地狱的鬼都上来找他看病）。徐太医手指一搭，指下随即传来脉象沉弱怯战之意，脉象就如同蜷缩在墙角的孩童一样虚弱无力。于是徐太医便一脸严肃地说："脉象沉缓，此为阳虚外感，需耐心温养阳气，待正气充足才可攻表，这需要调理上一大段时间。"

"能不能马上就好，这明天就要参加大典了呀。"范云有点急了。

"想马上好，倒也不是没有办法，但要以损失几十年寿元为代价，你可能活不到两年后。"

老天爷给范云出了一个难题，一边是光宗耀祖，受天下人膜拜的巅峰时刻，一边是几十年光阴，你挑吧。各位，如果是你，你会挑哪个？

范云说："不用挑，我就是为了明天这一天而生的！别说两年，就是早上接受完嘉奖，晚上即死又有何妨？（朝闻道，夕死可矣，况二年乎）"

"好吧，既然如此，我就遂你心愿。"就这样，徐文伯开始了其行医生涯中最五味杂陈的一次治疗。

他并没有选择麻黄汤发汗，而是采用类似火攻的方法——在地上堆满一圈木柴，点火，等火烧得旺盛时，在木柴中间的空地放上桃叶做席子，让范云坐在上面。

这里说一下，徐文伯老师选择的这种火攻之法是要好于服汤药的。服汤药时，阳散之力要循规蹈矩地从头一点点下至脚。而火攻时，火可以从四周同时涌入，这样阳散之力能更快地充盈体表腠理，能更快地散尽周身邪气。不过可惜，这同样无法避免耗散大量阳气。

范云在火圈里"烤"了一会儿，随即大汗而出，徐太医赶紧把事先准备好的温粉（现在一般用牡蛎粉）涂抹其全身以止汗。第二天起床后，范云兴高采烈，因为头疼发热诸症皆除，他就这样满心愉悦地去参加宴会了。

徐文伯说："不足喜。"

两年后，范云果真就去世了。

名利的诱惑如此之大，不得不再次感叹——天下由来轻两臂，世人何苦重连城呀？

这里有一个大问题，强行发汗会重虚阳气，让人的情况变得更加严重，这没问题，可范云为什么一定会死呢？我们等汗后抓紧时间把阳气补回来不行吗？

暂时抛开这个问题，小水牛想问大家另一个问题，各位在夜深人静，看潮起潮落、花开花谢时，可曾想过一个问题——人为什么会死？

我相信绝大多数人都曾想过这个问题，我也相信绝大多数人都没有找到答案，每次想到关键时刻就被脑子里的一个声音劝退了——算了，反正一定会死，想它干吗呢？

快说，你们是不是就是这样？哈哈。

人如油灯，寿元如芯

人为什么会死？简单一句话可以概括——因为人有寿元。

在我们的体内，有一团由先天祖气演变而来，埋藏在肾中最深处的气血。这团气血实质也是一滩温泉之水，只不过笼罩着神圣的光芒。水之质为元精，水之性（冒着的热气）为元气，在元气之中有"寂然至一之灵"，名字叫元神。这一团气血，三元合一，是人性命的根蒂。关于这团气血有多种说法，有称"天地根"（《太上经》），有称"天真"（《黄帝内经》），在各种丹书中也称为"丹"（所谓的炼丹，炼的其实就是这个东西）。为了说理的方便，也因为其直接决定了人寿命的长短，所以小水牛在这里斗胆统称其为"寿元"。

寿元跟后天普通气血的区别在于元神。关于元神的说法有很多，多到让人听了稀里糊涂，但其实这里边并不复杂，元神的作用就是"驾驭"后天气血。

后天气血跟我们生活中看到的水火实质没有多大区别，如果不加以控制，那都是顺着本性一个劲地升降，并不能发挥有效的作用。而在我们的体内，有一个东西可以控制这些气血，这个东西就是元神。元神可以控制气血进行无意识活动和有意识活动。

无意识活动就是不需要主观意识参与的本能活动，比如心脏自主跳动、肺脏自主呼吸等。有意识活动则是在主观意识参与下的自主活动，比如用我们的手去环抱爱人、用我们的嘴给她一个爱的印章。

大家注意，我们是可以控制气血，控制阳气的。比如现在大家抬起左手摸摸自己的头，再抬起右脚伸直放在凳子上。在这个过程中，阳气就分别被我们控制到手和脚去了。我们可以想让它去哪儿就去哪儿，也可以让它哪儿都不去。这个发出指令、控制阳气的"我"实际就是元神（专业点说是元神化成的心神）。

在进行活动时，元神只需耗用一丝，便能带动大量后天气血去运转。只要保证一直有后天气血可以用，那么寿元这团先天气血就能一丝丝地用下去，完美情况下可以持续用 120 年。

但如果没有后天气血可用，那么找不到可以驾驭气血的元神就会动用本身的元气元精，此时寿元就不只是用于"驭气"了，还亲自下场干活。在这种情况下，寿元耗用的速度是飞快的。不用七天就会用光百年寿元。当寿元用完，元神耗尽，剩下的气血便会成为一滩无用水火，躯体不再受控制，变成一具不会动弹的尸体。

听到这里，是不是还有点玄乎复杂？小水牛打个比方，大家应该就能明白了。

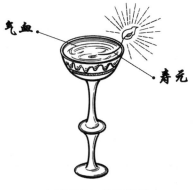

气血如油，寿元如芯

其实人就好比一盏煤油灯，后天气血就是灯油，寿元就是那一根灯芯。灯油在灯芯的"引领"下被点燃，继而发光发热。在这个发光的过程中，灯油会大量消耗，而灯芯只消耗一丝丝。只要保证灯油充足，灯芯就能这么一丝丝地用下去，直至"寿终正寝"。但如果灯油耗尽，没有及时添油，那么灯芯就会以肉眼可见的速度迅速燃烧，化为灰烬。百年的灯在短时间内一下子就会烧完整个人生。

范云的情况就是这样，在强行发汗的过程中，本就匮乏的气血（灯油）一下子就烧完了，接着就会烧寿元（灯芯）。所以在火攻取汗的过程中，范云的几十年寿元就掺杂在臭汗中流散了。看着如此宝贵的东西化成臭汗白白流失，亲手酿成这一切的徐太医坐在旁边，不知道是什么心情呀。

后天的气血就跟灯油一样可以随耗随补，但寿元用了一分就少一分，散了一年就少一年。

大家可能会好奇，小水牛，你说寿元本质是一团气血，本质也是一滩温水，而后天气血也是气血，大家都是阴阳，为什么寿元就不能补呢？

我们都知道，民以食为天，人靠饮食来补充气血。但我们平时吃的食物只能补后天气血，只能添灯油，并不能补寿元，因为这些食物是没有神的。我们吃的米、鸡、鸭都烹饪过，就是一堆气血，没有神，自然也没法补蕴藏神气的寿元。大家可能会说，那我们不吃煮过的，我们吃活的动物行不行，活着的动物有思想，有神呀？

没有错，活物都有神，生吞活物确实也能吃进去带有神的气血，可是这神没有用。它跟我们的元神不是同一个神，它没法续上寿元这条灯芯。这些活物的神进入人体内相当于给身体带来了别的思想，用宗教的说法相当于有别的灵魂寄居进了体内，这就会造成思想的混杂，元神的混乱。嵩山少林寺有一个戒条："肉可昏神也。"与此就有一定关系。

另外再说一件事情，男女在进行风花雪月之事时，进入人体内的津液除了可能带有 HIV 病毒外，还可能带有神气。所以喜欢"三妻四妾"的男人，你们要明白，你们的体内是有好几个女人的神气的，这些神气会不会争风吃醋，整得"满城"风雨呢？好好想一下，小水牛只能告诉你们，好色之徒，性生活混乱的人，身体一定不会健康！

大家还记得，我们说过人体整个圆运动在运行时，其实就是为了有源源不断的阳气升到脾土，让脾脏能够源源不断地磨化谷物吗？事实上，整个圆运动就是为了磨化谷物补充后天气血。简单地说，整个圆运动就是一勺勺不断地往灯里补充灯油，让肾中的寿元灯芯在燃尽之前都有灯油可以利用。

我们医生的工作说白了，就是让圆运动恢复正常，保证添加灯油这件事能够一直顺利进行下去，仅此而已。所以不用总觉得自己很了不起，你就是补灯油而已，又不是能够接上灯芯，续人阳寿。

另外想要知道一个人还能活多久也不是一件难事，只要看其寿元的剩余量就行，这是有办法可以实现的。关于这个方法我就不说了，因为知道人的寿限一点都不好玩，走在街上，每个人都好像一部标有剩余电量的手机。这太无聊了，特别是有时候看到天真烂漫的孩儿头上标着百分之二十的"电量"，那心情简直跌落到谷底。

要我说，造物主就是一个混蛋！

第二十四论

理中丸——

梦想的基础

看了上一论，各位有没有这样的疑问——阳虚寒病的整体情况是统一的，其传经过程中的遭遇也是一致的，那为什么不直接把外感内寒病归为一类病，还分什么太阴病、少阴病啊？

不瞒大家，从古至今真的有很多医家把外感内寒病看成一类病，把太阴病、少阴病、厥阴病看成一个整体，称其为"三阴病"。那么，为什么仲景老师在这里要"分一为三"呢？

因为他老人家想分出个"轻重缓急"。

先抛开厥阴病不提（这是一类很特殊的病），单看太阴病和少阴病。这两类病其实是程度不同的寒病，太阴病是轻寒，少阴病是重寒。阴盛寒病之人遭遇风寒后会从轻发展到重，会从零星小雪一点点变成万丈寒冰。太阴病讲的就是零星小雪这个轻寒阶段，而少阴病说的是万丈寒冰这个重寒阶段。而它们之间有一个分水岭，这个分水岭是"但欲寐"。也就是说，寒病从开始（这个开始也有一个标志，那就是食欲下降）到出现昏沉嗜睡前为太阴病。一旦人开始昏沉嗜睡，那就是少阴病。是不是很简单？其实就是这么简单！

不过这里有个学术问题，为什么把轻寒、重寒阶段分别叫作太阴病、少阴病？不叫别的名字呢？

事情是这样的：阳虚寒病刚开始发展时，肾中的阳气仍不算太少，此时由阳气推动上行的寒水会以一个较快的速度攀爬、凝结在脾土，脾土中的湿气迅速增多。而随着水中阳气锐减，寒水会越发难以上行（动力衰退），这时寒气集中在下焦，肾水迅速化寒结冰。简单地说，寒病的发展分两个阶段：第一个阶段为太阴湿土主令，土之湿气迅速增多；第二个阶段为少阴肾水主令，水之寒气迅速增多。这就是第一阶段叫太阴病、第二阶段叫少阴病的原因。事实上，就跟我们说过的一样，六经病的本质其实是六种天象，太阴病之象为湿，少阴病之象为寒，湿者为轻，寒者为重，如此而已。

这里还有一个问题，那就是关于三阴病形成时间的问题。大家注意，阴盛寒病虽然都会在伤寒四日（经传太阴）迎来彻底暴发，但可不是非得到第四天才形成太阴病。我们说轻寒阶段即为太阴病，对吧？如果这个人本身就是水寒土湿的轻证患者，那么受了风寒之后，他立刻就是太阴病（事实上没患风寒之前也已经是太阴病）。如果这个人本身已经很严重，伤了寒之后马上出现了嗜睡的症状，那这人就已经是少阴病了，此时外邪可能才传到太阳经，离太阴经还远得很。这就是与热病不同的地方，太阴病、少阴病（各位注意，小水牛可没说厥阴病，不用好奇，那就是一个相当特别的家伙）并不需要等到经邪传到对应阴脏时才形成，它们可以在一开始就直接形成，这种现象叫作"直中阴寒"。

如果大家觉得传经很复杂，什么一时直中，一时暴发的，乱得很，那么干脆可以直接忘记这件事情。"经传了几天"这事在临床上就是一笔糊涂账，基本上很难确切弄清楚，也是不需要弄清楚的。一切以患者的真实身体状态为基准，膀胱在"蒸桑拿"，那就是太阳腑热病，就该清热利尿；胃中有"太阳"，那就是阳明实热病，就该攻下存阴，就像张景岳老师说的："所以凡治伤寒，不可拘泥，但见太阳证便治太阳，但见少阴证便治少阴，但见少阳、阳明证便治少阳、阳明，此活法也。"对于太阴病、少阴病，我想说，大家就记住其以"但欲寐"为分界点就行，不管你病了几天，不管你喝过什么药，也不管你爱不爱我，只要水寒土湿木郁就是寒病，只要还没有昏昏欲睡，你就是太阴病。

培阳生火，磨化谷物

下面我们正式来谈谈太阴病。

风寒着陆，大破城门，抓兵绑将，可怕的侵略战争就这样一触即发。体内各方的阳气像听到了集结号一样，纷纷放下了手头的工作，涌向了体表，原本就不那么富裕的日子迅速变得紧巴。由于阳气外流于腠理，手、脚、脑等各个耗阳部门一下变得"捉襟见肘"，那么在这其中，哪个部门会最先因为阳气不够用而闹脾气呢？脾气的老乡——脾脏。

外邪束表，阳热外流，位处深渊的肾水越发寒冷。由水升腾而上的阳气本来就不足，现在变得更加萎靡。当这萎靡的阳气来到脾脏时，脾脏马上感觉不对劲：这不对呀，这阳气不够热也不够多，我怎么干活呀？

《四圣心源》云："水谷入胃，脾阳磨化，渣滓下传，而为粪溺，精华上奉而变气血。"

我们都知道，吃进肚子里的水谷并不会自己变成营养精华，得在脾阳的精心磨化下，其轻盈的精华才会挣脱谷壳而出，上奉脏腑而为气血。脾阳充足时好说，进入胃中的食物就如同倒进火堆里的木屑一样，噼里啪啦一下就会被烧掉，化成更绚丽的火焰。可当脾阳不足时，情况就不一样了。

由于风寒束表，阳气外流，导致脾阳迅速衰减，脾脏的磨化能力随之降低。本来还能吃一碗米饭，现在一个小馒头下肚，就如同一个大树桩一样横在中土，根本烧不动，烧了半天、磨了半天，它还是一个馒头。人一下子没有了食欲，不想吃，没胃口，所谓"食不下"（《伤寒论》）。

大家可能觉得没有食欲好像也不是多大的问题，正好可以减肥，顺便为国家节省粮食。但在我看来，这是一件很严肃的事情。上一论我们说了，人通过饮食来"添灯油"，续燃生命之灯，对吧？那现在人没有食欲，不想饮食，这意味着什么？

这意味着他的身体不想添油了，其对延续生命这件事情失去了动力，所以食欲不振其实是厌世情绪的萌芽，可怕吧？各位在生活中可以留心观察，但凡有厌世情绪，不想活下去的人，基本都没有食欲，都对食物没有一点兴趣。

言归正传，水寒土湿之人遭遇了风寒后，出现的第一个明显的问题就是"食不下"。这也是太阴病的开端。兵贵神速，我们要马上行动起来，把燃柴之火、磨谷之阳生旺起来，不然等会儿遭遇更多痛苦，弄不好真成厌世的人了。怎么做呢？有请理中丸。

理中丸

人参三两；白术三两；甘草三两，炙；干姜三两。

上四味，捣筛为末，蜜和，丸如鸡子黄大。以沸汤数合和一丸，研碎温服，日三四夜二服。腹中未热，益至三四丸。然不及

汤法，以四物依两数切，用水六升，煎取三升，去滓，温服一升，日三服。

人参、干姜温中而扶阳，甘草、白术培土而燥湿。

《本草求真》有言："干姜专入胃，其味本辛，炮制则苦，大热无毒，守而不走。"培生中宫的脾阳并不是一件容易的事情，因为大多数辛热助阳之药都容易禀其阳腾之性而散于外，常常没等脾阳燃起来，阳热之气就全跑到上边去了。而干姜的出现就完美地解决了这个问题，因为大热的干姜（尤其是炮干姜）有着守而不走的个性，能够心甘情愿地待在中土，慢慢温补脾胃。为了尽量让干姜留在脾中，医圣还打着帮助其温阳生火的名义，派了气质醇厚、直走黄庭、性缓壅滞的人参和甘草前来束缚。

除了温阳外，咱们还得对付阻碍阳火升萌的湿气。虽然说只要这火一生起来，寒湿自会融化（益火以消阴翳），可怎么说也不如直接清除来得及时，因此仲景在这用白术燥湿消浊，以畅阳升之路。

温中培阳，燥土化湿，理中丸令土燥阳回，让寒湿的脾土重新燃起了温暖的阳火。脾阳复旺，则水谷可运，人胃口一下便开了。吃饱喝足，气血自当充足，人自当容光焕发，器宇轩昂，精力充沛。

理中丸是治疗太阴轻寒病的妙药，实用性特别强，强到大街小巷的药店都有其中成药出售。历代的医家对理中丸也赞不绝口，一代宗师黄元御甚至把它作为治疗各大类疾病的基础方。但是理中丸在理论上有一个很大的问题，这个问题一提出来，可能会让平时喜欢用理中丸的你们一下子陷入迷茫。

小水牛，什么理论问题这般严重？人是脾阳衰弱，理中丸就是温补脾阳的呀，这有啥问题？

问题就出在这，我们不是那种头疼医头的人呀，怎么可以脾阳虚就直接补脾阳呢？

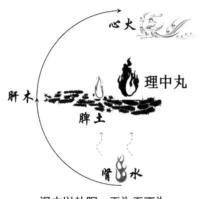

温中以补阳，无为无不为

"脾陷之根，因于土湿，土湿之由，原于水寒。"（四圣心源）我们说了，人根本的问题是水寒土湿，脾阳之所以衰弱，归根结底是因为水寒。要生脾阳于情于理都得从温肾水开始，水一暖，热气腾腾而上，脾土自然就会温燥。事实上，所有寒病的治疗目标都是水暖土燥，让左路恢复温暖光明。

但是理中丸完全没有管下焦寒水，直接就在中土温阳，相当于烧锅做饭，本来该把锅下面的柴火点燃，让火来持续给锅供热，现在是直接往锅内扔火药，这能行吗？显然有问题，对吧？你把脾土整得再热闹，下焦还是冷的，下焦升腾而来的阳气还是萎靡不振的，等干姜、人参这些火药烧完，等药效一过，脾土该冷还得冷。

大家看，理中丸是不是存在这个舍本逐末的问题？可是请各位睁大眼睛，理中丸虽然只是一心在中土培阳生火，但它真的能让脾阳彻底恢复火热，因为它最终会让肾水温暖起来，让下方的柴火烧起来。

是不是不可思议？从下点火，火可以一路烧到上，这没问题。可在上点火，也能让火烧到下边吗？

这个问题很有意思，直接这样想是想不出来的，因为要懂得"转弯"。

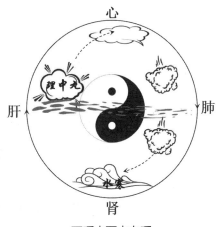

不暖水而水自暖

如上图所示，理中丸在脾土温阳消谷，化生的热阳自然不会自己溜到下焦去温肾水（那不符合科学），它会风风火火地升腾到上焦，为沉阄萧条的上焦注入活力与希望。各个守在那里等着瓜分阳气的部门为之一振，这其中包括了肺脏。因为上焦阳气多了起来，肺脏便有了更多的阳气可以敛降。只见右路敛降归根的热阳多了起来，源源不断地下潜流入肾脏，不久便把初寒的肾水重新暖成温泉，所谓阳火下秘，肾水得温是也。所以理中丸虽然不能直接暖水，但它转一圈，借敛降机制可以让温暖传递到下焦，从而达到不暖水而水自暖的效果，有道家"无为而无不为"之妙用。

这是一件很有意思的事情，治疗水寒土湿患者时，未必总是需要动用附子来暖水燥土，你就站在中焦生火培阳，也是可以解决问题的。

温阳消食，其功更周

虽然满汉全席置于前而没有一点胃口，但看看跟前满脸心疼的老母亲，再看看她精心煮好的食物，算了，吃吧。就这样食物被勉强地塞进肚子里，于是乎一个崭新的症状出现了——腹满。

由于脾阳衰弱，被勉强食入的水谷，得不到阳气的磨化，便会长时间搁置在胃里，患者明明没怎么吃饭，却感觉肚子饱饱的，腹部胀满。这个时候脾阳就好比在烹饪一大块肉，肉太大，火太小，一下子很难"煮熟"。怎么办呢？

温阳生火当然还是首要任务，但在这期间可以加点消食的药物，把壅实成团的宿食给打散开来。要知道，一整块牛排很难煮透，切成牛肉粒可就熟得快。

厚朴生姜半夏甘草人参汤

厚朴一斤，去皮；生姜半斤；甘草二两，炙；半夏半升，洗；人参一两。

上五味，以水一斗，煮取三升，去滓。温服一升，日三服。

人参、甘草扶助脾阳。厚朴散结泻满，生姜、半夏降浊行郁，三者合力，一同消积化食。厚朴生姜甘草半夏人参汤（说实话，这名字还挺长，哈哈）温中降逆，消胀散满，令积食得散，散而得消。如此一来，原本搁置无用的宿食便可迅速被磨化成色香味浓的精华以营养人体。随着食物被消化，腹胀满实之症便也就随之而去了。

阳气是梦想的基础

水寒土湿患者，患上风寒后，身体首先出现的问题就是里阳锐减，因为里阳锐减，导致种种生理功能都会明显下降。虽然仲景老师在这里就说了由脾阳锐减导致"食不下""腹满"这两个问题，但生活经验告诉我们，情况肯定不止于此。

这里小水牛就不狗尾续貂了，我想借这个机会谈谈我对阳气的看法。

没有了阳光，翠绿的杨柳，粉红的牡丹，碧蓝的湖水，洁白的云朵，都会被黑暗吞噬掉所有迷人的色彩，化为黑压压的一片。

阳气对于人，即如阳光对于大地一样，失去了她的照耀，所有的美丽都将无法彰显。

　　大家应该深有体会，当你病倒的时候，当你阳气亏虚的时候，你所谓非凡超群的天赋、凌云搏鹏的大志、擎天驾海的能力，都会一下子消失不见。整个人就像蔫了的花一样，根本支棱不起来。

　　总说身体是革命的本钱，要我说阳气是梦想的基础。各位年轻人（尤其是天天抱着冰奶茶不放、熬夜到天明的年轻人），如果你想要成就一番事业，如果你想成为让自己为之骄傲的人，如果你想游刃有余地"大杀四方"，那么请先成为一个阳气充足的人。阳气会是你追逐梦想路上的动力，会是你更上一层楼的激情。更重要的是，它会是你失败时再站起来的勇气。

　　可知道你们崇拜的那些天才（乔布斯、牛顿），他们体内阳气的情况吗？

　　阳气充沛？嘿，不是，他们更偏激，他们大多都是阳气偏盛的人。偏盛的阳气铸就了他们的疯狂和另类，创造了种种的奇迹，当然也把他们变成了轻度躁狂症患者（感兴趣的朋友，可以翻阅约翰·加特纳的畅销书《轻度躁狂症的边缘》）。

第二十五论

桃花汤——

金木对弈，

共商『粪』事

因为风寒外邪这只"天狗"在体表大快朵颐、啃食阳气，所以人体内的阳气锐减，这很好理解，但你们知道吗？在人体这方日益寒冷、黑暗的世界里，却有一团特立独行的火在越烧越旺，越烧越起劲。

什么火这么特别？

《四圣心源》云："水土温和，则肝木发荣，木静而风恬，水寒土湿，不能生长木气，则木郁而风生。"

随着阳根萎靡外流，得不到温暖的肾水加速化寒变冷，寒水上泛，湿气如快速生长的青苔平铺整个脾土。水寒土湿，如此便有更多的木气被郁挡在土下。带着热烟的木气在土下郁积，越郁越旺，越郁越热，郁陷的木阳就这样成为了在寒冬中特立独行燃烧的"火"。

这团火可不会一直这么安静地烧下去，当肝木郁积到一定程度时，它会郁积而发，会在沉默中选择爆发。这一爆发，人体内可就热闹起来了，肝木会闹出种种动静。它首先会闹出什么动静呢？

郁极而发的肝木首先会杀到肠道，造成排便异常。如果说刚刚的消化问题是关于快乐的问题，那么排便问题可就是关于痛苦的问题了（长年大便不通畅的朋友对此应该深有体会），所以这可是一个大问题。那么郁极而发的肝木具体会造成什么排便问题呢？

木主疏泄，事在人为

我们还是从根源说起，来谈谈人排便的整个过程。

《素灵微蕴》曰："六腑者，所以受水谷而行化物者也。水谷入胃，脾气消磨，渣滓下传，精微上奉。"

通过脾阳的消磨，谷物中轻盈的精华会挣脱谷壳而出变成气血，脱落的"躯壳"被遗留在原地，接着顺下入于肠道而为大便，最后一滑而出。这便是名副其实的"取其精华，去其糟粕"。

脾阳磨化水谷的过程并不是一蹴而就的，而是慢条斯理，一点点磨化。随着脾阳磨化工作的进行，精微物质一点点地释放上奉，渣滓也一点点地形成下传。如果没有受到任何阻拦，渣滓本其重浊沉降之性，一形成就会长驱直下、排出体外（直肠极短的鸟类就是这么排泄的），但一夫当关、万夫莫开的庚金并没有让这件尴尬的事情在人身上发生。

《四圣心源》曰："魄门者，肾之所司，而阳明燥金之府也。"作为阳明燥金之腑，魄门受阳热的肾中阳气司养，有着向上敛收的庚金之气，这个庚金之气由下至上遍布整个肠道，使得肠道到肛门都具备了庚金闭敛之力。这个闭敛之力有两个作用：一是收敛肠道，让水谷尽量留在中焦受脾阳的磨化，避免其还没磨化就溜到肠道中；二是闭阖肛门，使得肛门如同一扇门一样镇守在最下方，将粪便关在了肠道中，防止其一形成就往外排。

因为庚金收敛之力的存在，水谷只能有条不紊地在中焦磨化，糟粕也只能有条不紊地在肠道中堆积。那么这些有着像苹果一样往下沉降重力的粪便，在肠道堆积到一定程度，能否推开魄门而下呢？

不行，正常情况下，粪便就算堆满肠道，堆到人有便急之感，都无法依靠自身的重力推开魄门。粪便想要排出体外，必须还有另外的力量赶来帮忙，是否存在如此力量呢？当然存在！

玉楸子说："谷贮于大肠，水渗于膀胱，而其疏泄之权，则在于肝。"生机蓬勃、强劲有力的肝木便充当了这股力量。在人急欲大便时，升而散于下的木气来到大肠后，会在背后使劲推着粪便往下走，在粪便的重力和肝木的疏泄之力的双重作用下，魄门被打开，粪便随即挣脱而下。

这里有件离奇的事情，我们都知道肝木是从肾水萌动，受脾阳温养一路往上升腾的。那么，请问扶摇而上的木气怎么会跑到下面推粪球呢？

对呀，这是怎么一回事？这条恨不得冲破天际的青龙怎么会出现在下焦肠道中，还干起了疏泄大便的工作？

这件事情确实很离奇，但答案特别简单，因为这其中的奥秘就在我们自己身上。让升腾的木气跑到下焦疏泄大便，这件事情就是我们自己弄成的。我们每个人每天都在反复做着这件事情，只是大伙未曾察觉而已。不信？那好，现在就放下书，带上草纸，咱们一块去厕所拉个屎（哈哈，虽然这行为有点怪怪的，但试问还有哪儿比厕所更适合用来探讨粪便之事呢？所以诸君不必拘谨，请尽情找地方方便）。

在这个百年难得一遇的厕所大会召开之前，小水牛首先要告诉大家一个事实——阳热性升的木气是不可能自己由上焦跑到下焦的，否则这就违背了阳升阴降之理。

虽然高傲的木气不愿意下行，不过呢，我们有的是办法让其低头。什么办法？很简单，既然一路升炎的木气只想着升散外出，那我们只要把其升散的出口给关闭了就行。没有升散出口，木气就只能不断蓄积在里。蓄极思通的木气在上找不到出路，便会尝试往下寻找前程，如此一来便会来到肠道，顺便就将粪便疏泄出去。那么我们具体该如何做才能堵住木气的升散出口呢？方法其实大家都懂，咱们还是边拉边说吧。

上厕所时，咱们松皮带、解裤子、往下一蹲，接着便会近乎本能地完成以下重要动作——憋气、收腹、握拳、使劲，而这一系列的动作其实就是为了阻挠木气外散，令其升极而下。在这之中，握拳使劲能够鼓动木气以加大疏泄之力；而憋气和收腹就是为了关闭木气外脱之窍，让木气无法向上呼出，只能憋郁在里转而往下疏泄。喜欢上厕所玩手机、看报纸的朋友可能没有注意过，人在使劲迫使大便（小便亦相同）外出的那一瞬间永远处在憋气状态，而在呼气的情况下，大便是没法下行的。

因为木气由人通过憋气、收腹等行为强行由上郁逼至下，所以木气从上往下走的这条道路有时候便成为决定成败的关键。如果这条道路坎坷难行、壅阻不通，木气没法冲破阻碍来到肠道的话，那么即便人使尽浑身力气、憋得面红耳赤，也依旧会因肠道中缺乏疏泄之力而病便秘。因此一些优秀的医家在治疗便秘时，都会格外注意疏通木气这条下行之路（即右降之路）。这也就是有的医生只用一些紫菀、陈皮、杏仁等清肺祛痰药即能解决便秘的原因（比如北宋医家史载之就只用了二十文钱的紫菀，便治好了让宰相蔡京苦不堪言的大便秘结）。

另外大家发现没有，人在大便、小便解完后，总有一股气从肚子直往上蹿，蹿得人整个身体（尤其是头部）像通了电一样麻麻的（所谓的尿颤现象），这其实就是这些被憋到下方的木气重新舒展开来的表现。

金木对弈，共商"粪"事

言归正传，在正常情况下，乙木总能响应我们的召唤来到肠道以施展疏泄之能，推着粪球挣脱开魄门而出。

因此，正常的排便过程就是这样的：粪便刚形成时，庚金占据绝对优势，魄门紧闭，

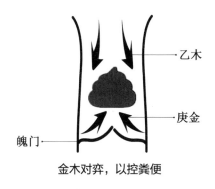

乙木

庚金

魄门

金木对弈，以控粪便

糟粕不得下泻；等到粪便一点点囤积直至满而不容时，人会产生便急之感；在内急感觉的引导下，人急忙入厕，接着憋气、收腹、握拳、使劲，将乙木强逼于下。等到乙木能够撬开庚金敛收之力后，粪便就会挣脱魄门，一轰而出，人则排便；大便通通外泄后，人如释重负，倍感舒缓，这时肠道中行收敛之政的庚金又夺回主动权，魄门重新闭阖；直到粪便再次蓄积满胀时，人一憋气使劲，乙木则又来撬开这扇大门……

在这个过程中，乙木和庚金这两股疏泄和收敛的力量相互制约，而又更替主事，因此我们体内的排便机制总能保持疏敛有度、有序和谐的状态。

明白了正常的排便过程，接着学习病态异常的排便问题就很简单了。既然粪便的疏敛由乙木和庚金两者在控制，那么一旦出现异常，问题当然也就是出在这两者身上。更直接点说，病态的排便就是因为乙木与庚金打破了原有的和谐，两者一言不合就在大肠中打了起来。打架想必大伙都太熟悉了——无理的斗争，其结果不会出人意料，往往不是你死就是我亡。

如果燥敛的庚金比乙木强大得多，能像一块坚固的盾牌时刻将木气牢牢地抵挡在内，那么魄门便始终都会闭锁得严严实实的，糟粕无从外出，人则病便秘；倘若疏泄的乙木力量更为雄厚，而且不受控制（注意这个条件），可似一把锋利的宝剑轻易地冲破庚金的重围，那么魄门便会沦陷失守而大开，糟粕长驱直下，人则患泄泻。

大伙注意，咱们不经意间就把便秘和泄利的本质根源给找出来了。不管是已经说过的阳实便秘、热盛泄利，还是等下要说的阳衰泄利，其根本原因皆无外乎此——肠道中的乙木强于庚金则泄泻，庚金胜于乙木则便秘。事实上，当结束了《伤寒论》的学习后，我们不妨就以此根源为基础，对大便相关疾病做系统的展开和总结。比方说把所有便秘的病证都罗列出来，再逐一找出庚金能够守住乙木、让其无法疏泄的原因，看看到底是因为庚金自身太过燥结，还是由于乙木自己过于萎靡？倘若是庚金燥结，又可追究其燥结的缘由，是因阳盛阴枯，还是因土湿阳郁？最后瞧瞧仲景老师对待这些不同的情况都是如何见招拆招的。

追溯病证的渊源，并以根源为本，逐一展开最终囊括全局，这样就可以做到"会之则理归一心，散之则理为万象"。而如果我们能够坚持用这种方法将发热、咳嗽、便病、尿病等所有情况都玩个遍，那么自然而然就会成为一名极其出色的中医。而且只要功夫足够深，说不定还可以创造出比《金匮要略》还要伟大的著作，要知道《金匮要略》就是仲景这么玩出来的。

身背任务的小水牛就没法在这儿玩了（未来打算玩一本这样的书吗？嘿，你猜），咱还是继续《伤寒论》的征程吧。

土湿木郁而善泄

刚刚我们分析了，在正常情况下，升发于上的木气想要往下疏泄糟粕，需要人通过自主憋气、腹部用力才能实现。因此，正常排便的过程都是人为可以控制的。但现在的情况不一样了，因为太阴病患者体内的木气可以自己跑到下边乱窜。

木生于水而长于土，若水暖土燥，那么木气则欣欣向荣、步步高升。可是现在水寒土湿，木气升到一半时即会被湿土拦截下来。生意不遂的乙木憋忍着愤怒，郁积在湿土之下，直到蓄积不容时，便会拼命往四周奔散。由于湿土的存在，木气向上升腾很难，因此就只能往下疏泄。这一疏泄便从中土穿过幽门，进入肠道，向着魄门杀去。

大战由此一触即发，郁陷的乙木就这样对驻守在魄门的庚金发起了冲击。如果神勇威武的庚金抵挡住了来犯者的攻势，始终让大肠保持闭塞不开的敛收之势，那么技不如人的乙木只能甘拜下风，郁停在肠道，这就形成了阴结便秘证。关于这个证，下一论我们再来讨论。

如果庚金在敌人的围攻下沦陷了，那么郁积而发的乙木便会势如破竹，一路冲开魄门而出。此时从胃下部幽门到大肠末端魄门便会出现一股长驱直下的力量。

当水谷食入腹中，刚蠕动到幽门时，就会在这股力量的引导下，如同掉进一个有引力的漩涡一样急奔而下，从魄门涌出，人就这样出现了腹泻的症状，用黄元御老师的话来总结就是"木气抑遏，郁极而发，为湿土所限，不能上达，势必下行，行则水谷催注而下故也"。

由于乙木是自发奔冲于下的，因此泄利并不受人把控，有的人稍不留意就会拉一裤子。另外，郁陷的乙木无论有没有水谷可疏泄，它都会一直往下奔散，如果没有水谷同行，那么乙木就会独自哼着奇怪的"曲子"而下，这就形成了"屁"。民间有句俗语："闹肚子的时候，不要轻易相信每一个屁。"这句话是很有道理的，因为你很难判断这个屁（乙木），到底有没有夹带私货（水谷）。

本来阳气就日益锐减，现在城门大开，从下升来的热阳在乙木的引领下一个劲地从魄门白白流散，这对于太阴脾寒患者来说是一件极其糟糕的事情。只见随着腹泻的进行，患者脉象越发沉迟，食欲愈加不振，精神日渐衰退，身子迅速虚脱。这种阳气衰败的速度特别惊人，昼夜之间，一个原本魁梧强壮的青年就会因为泄泻变得手无缚鸡之力，正所谓"好汉架不住三泡稀"。

罗马不是一天建成的，但一天却足以让整个罗马毁灭。同样的道理，摧毁正气远远要比修养正气来得容易许多。所以当太阴患者开始出现泄泻时，大家要有时不我待的紧迫感，得争分夺秒地去解决问题，务必将损失降至最低。等到罗马被摧毁成一堆废墟再行动，那可为时晚矣。

怎么做呢？

《伤寒论》云："自利不渴者，属太阴，以其脏有寒故也，当温之。"显而易见，泄泻这件事情就是郁陷的乙木一手捣鼓成的，而罪魁祸首则是脾中的寒湿。就是因为寒湿横在中焦，挡住了人家，让人无路可走，才导致乙木气急败坏往下奔走。所以仲景老师说要解决这件事情并不难，将脾脏的寒湿温化掉就行。至于温阳燥湿的方法，我们也不要再找了，上一论的理中丸就是很好的选择。

人参、干姜温中扶阳，甘草、白术培土燥湿。让理中丸这把火尽情地在中土燃烧，烧去所有的阴寒，蒸化所有的水湿，让左升之道恢复畅行无阻。没有了寒湿阻挠，得以解放的木气嗖的一声就往上升腾，从不听话的"地痞流氓"一下成长为循规蹈矩的"三好青年"。

脾温土燥，水谷健运而化，木气通达于上，没有了水湿和乙木这两个捣蛋鬼，庚金重夺敛收之权，魄门再次固守，泄利自愈。

既能温阳以磨谷蒸水，又可燥土以升肝达木，一石二鸟的理中丸用于治疗虚寒腹泻是很合适的。在生活中，如果因风寒外邪内侵以致脏寒腹泻，或因饮食生冷令中寒泄泻，或因本自阳虚而下利，都可以选择用理中丸来温阳止利，患者常常能应药而愈。

门锁已坏，重修关闸

不过理中丸并不完美。有些阳衰泄利患者用理中丸治疗并没有效果，有的甚至喝了药后会拉得更厉害。为什么会这样呢？这要从理中丸自身的缺陷说起。

郁积而发的乙木摧毁肠道庚金的防线，令魄门大开，这是阳虚腹泻的直接原因。温理中焦的理中丸燥土达木，可以制服乙木这个破坏肠道安定的不法分子。可是有一个问题，它不具备收涩敛肠的能力，不能增加庚金之气，稳固魄门。

这在腹泻初期，魄门仍旧坚固的时候并没有什么问题。只要把乙木这个坏人赶走，仍旧阳燥的庚金自会立刻收敛肠道，关闭魄门，下利自止。

但是，如果患者久利不止（或者被误认为里有积热而反复下之），肠道至魄门这条防线在乙木的摧残下已经崩溃，此时理中丸这个不能敛肠的缺点就会被无限放大。

由于阳气脱陷，关闸尽撤，肠道中破败的庚金之气已经不能再发挥收敛的能力，魄门自此成了一扇"破门"（可以看见肛门外脱）。这个时候用理中丸在中焦燥土升肝就没有用了，无论你怎么燥土达木，食物落到幽门后还是会像坐滑滑梯一样直滑而下，人照样水谷不分地拉肚子。另外，用理中丸培生的这点脾阳也会随水谷而下脱，人之中土依旧越来越湿寒。所以理中丸吃了一点用都没有，人该拉还得拉，要知道问题已不仅仅在中焦了。此时的下利是下焦肠道出了问题，像仲景说的："理中者，理中焦，此利在下焦。"

那么怎么办呢？

事情倒也不麻烦，既然是门锁坏了、关门不利，那咱直接重修魄门，敛肠固下就好，有请赤石脂禹余粮汤。

赤石脂禹余粮汤

赤石脂一斤，碎；禹余粮一斤，碎。

上二味，以水六升，煮取二升，去滓，三服。

赤石脂温养庚金以固魄门，禹余粮收水湿以敛肠道。

大温无毒的赤石脂禀土金之气，可以温养燥金之气，以复魄门收敛之功；体重而涩的禹余粮可以直达下焦敛涩肠道。两者合力，固涩肠道，闭阖魄门。

当赤石脂禹余粮汤重修关闸，免去下漏之忧后，咱们再用理中丸温土达阳以对付郁陷的乙木，那就是瓮中捉鳖，轻松又愉快了。

如果觉得先敛肠再温中有点烦琐，也可以合二为一，一劳永逸，有请桃花汤。

桃花汤

粳米一升；干姜一两；赤石脂一斤，一半煮用，一半筛末。

上三味，以水七升，煮米令熟，去滓。温服七合，内石脂末方寸匕，日三服。若一服愈，余勿服。

粳米培土泻湿，干姜温中驱寒，赤石脂敛肠固脱。

桃花汤将理中丸和赤石脂禹余粮汤的优点合二为一，集温中、固肠于一体，用干姜温阳化水达木，以石脂敛肠固下止脱。在上令水谷磨化、乙木通达,在下令肠道闭敛、魄门紧锁,一剂满是春和暖色的桃花汤即可让泄利之症消失得无影无踪。

桃花汤除了其色犹若桃花般鲜艳外,还有一点特别有意思,那就是粳米的用途。只盯着培土泻湿,可能瞧不出啥名堂,但粳米在这其实有着"变废为宝"的妙用。

《伤寒来苏集》中这么写道:"火亢则不生土,臣以粳米之甘,使火有所生,遂成有用之火。"我们知道当脾湿燥去后,解除了封锁的木气就可以飞腾于上。长期受压迫的肝木之阳突然得到解放,就会显得异常亢奋,很容易直冲于上,造成上热。鉴于此,医圣抓了一把米放在了中土。这么做有啥意义呢?

仲景老师说:"肝木你别着急着走,先帮我把这米'煮'了,可好?"

是的,在这里抓把米就是让郁陷的这团热阳先暂时留在中土磨谷烧米,这样一来,这团郁热便能成为消磨谷物、培养中气的"有用之火",而不至于盲目上冲,完全成为亢盛之邪火。每多让一个人有份工作,令其有所作为,这个世界就会少一个游手好闲的人,大家看仲景多有智慧!

到此为止,我们就把阳虚腹泻的常规治法给唠完了,现总结如下:若患者刚患下利,魄门尚且坚固,那么只需用理中丸培阳运谷达木,水谷可运,木气能升,利即当止;若患者久利不止,肛门滑脱不固,那么就得用赤石脂禹余粮汤重修关闸,再以理中丸温土祛湿以拔泄利之根;当然我们也可兵分两路,温中、敛肠双管齐下,以桃花汤治之。

以寒治寒，不足为奇

温中升阳、敛肠闭门，熟练掌握了这两招，就可以对付绝大多数阴盛泄泻之证。注意是绝大多数，而不是全部。在这个世界上，有一种阳虚阴盛泄泻患者不能用以上这几种办法来医治。不仅如此，这种患者所有温燥之药都不能吃，一吃就会拉得更厉害，只能用清凉之法才能止利，关键这种患者体内阴盛的情况比我们刚刚说的这些都要严重。

这也太扯了吧？阴盛患者不能用温燥之药，要用清凉之药，而且这患者阴盛的情况还挺严重，这怎么看怎么不合理呀？

有些事情站在门外看，就像魔术一样离奇，但只要推开门，解了密，你就会发现——事情还是很离奇，哈哈。

随着寒水的侵袭，湿气最终会在脾土形成一堵很是厚实的冰墙。这冰墙拦腰截断了肝阳"飞黄腾达"的美好前程。大量的肝阳就此在土下聚集，聚而成热，接着疯狂地将水谷攈注于下。此时可见人候肝脏的左关脉弦大；肝热从肠而出，人能感觉到肛门有一些热烫；木郁风动，津液耗损，人觉口干。

强盛的土湿封印着热烈的肝木，土湿阴寒厚实，地下被挡住的肝木蓄积化热，也很强大。这就是现在的情况，用专业的话来说，就是土湿木郁而化热。

这种情况就不能再用温阳达木、敛金固肠等温燥之药了。

大家可能会说，小水牛，这也没什么特别的，跟之前的没什么区别呀，还是土湿木郁，只不过土湿重了，木郁也盛了而已呀。

这种情况为什么就不能用温中燥土的理中丸、桃花汤呢？你把土湿给温燥掉，郁陷的肝木不就可以破土而出，奔赴天际而去了吗？木气不再郁行于下，泄泻也就随之而愈了呀？

事情就出在温燥土湿这个过程。

理中丸、桃花汤确实会如各位所想，一进入体内就开始进行温土燥湿的工作。但很可惜，中焦的冰墙很厚实，理中丸这些火并不能一下将阴湿消融掉。在这个消融的过程中，温燥的药物之火会弥漫到土下，和郁极而热的肝木拥抱在一块儿，令土下郁热越发剧烈。如此一来，往下郁极而发的疏泄热风则变强，腹泻下利则变重。所以患者吃了药后，拉肚子的情况更加严重。这种情况就像黄元御老师说的："泄利之原，率因脾肾寒湿，法宜温燥。间有木郁而生风热者，投以温燥，泄利愈加。"

问大家一个问题，在这种情况下，如果我们不是用温中燥土的药物，而是下了暖水壮火的附子，会怎么样？

那后果是相当吓人的。用普通的温中燥土之药，其阳火主要都在脾土之上，只不过有部分弥漫到土下助热而已。用附子就不同了，辛温大热的附子可是从肾直蹿于上，它会结结实实地让肝火一下子变得暴烈迅急。这把暴烈的火要是冲破了土湿，那就会变成绚丽的烟火，冲到上焦，轰的一声炸开来；要是没能冲破土湿，就会带着津血、水谷胡乱往下奔走。

大家看，这就是仲景在治太阴轻寒病时会以理中丸（不用附子）为主方的根本原因。从暖水生阳的角度看，绕了一个圈才能暖水的理中丸肯定没有直接在水里生火的附子效果那么好。可是太阴轻寒病，阳虚的情况不会特别严重，脾下多多少少都会有郁热的肝木。在这种情况下，避开附子可以尽量避免壮大肝热，从而减少木极风动的危险。

言归正传，现在肝热已经很强盛了，别说附子，就算碰到理中丸里面的一点点干姜都会马上"暴走"，该怎么办呢？

解决阳虚腹泻患者不受温燥之药的这个难题有很多方法，许多医家也有着自己的看法，感兴趣的朋友可以待在这里好好琢磨。小水牛在这里只说一下仲景的选择，他老人家是让患者最舒服的（但不是最高效的，嘿嘿，最高效应该是张景岳那个方法）。他本着"急则治其标"的方针，以寒治热，先清肝除热，卸掉土下这股不安分、很闹腾的力量。具体怎么做呢？有请白头翁汤。

白头翁汤

白头翁二两；黄连三两；黄柏三两；秦皮三两。

上四味，以水七升，煮取二升，去滓，温服一升。不愈，再服一升。

白头翁无风自摇，有风则静，得西方庚辛之气，长于祛风，在这可潜入肝脏清风泻火；黄连、黄柏辅佐白头翁以清下热，势必一举拿下郁火；木小岑高、得清阳之气的秦皮除去以寒胜热外，还可升阳达木，在不得已大开杀戒的情况下，尽量扶升误入歧途之辈。总结来看，白头翁汤专为清肝火而来。

毫无疑问，医圣铁了心要歼灭肆意下泻的郁火，因此他提出"不愈，再服一升"的要求。肃清郁陷的风火，清除掉自行往下攻击魄门的郁木之热，自然能够止住下利。

小水牛在这里斗胆加上一条"利停，止后服"。大家可不能因为喝了汤药后效果立竿见影，腹泻停止，就觉得白头翁汤效果特好，所以想再喝上几剂以求万全。

黄元御老师说："此其病湿寒为本，而湿热为标。"要知道我们本该治脾土之湿寒，只不过肝木湿热太盛了，沾火就着，所以我们不得已先打了针白头翁牌的"镇定剂"，让肝木冷静下来。当肝热平息，不再郁而下冲时，我们可就得马上来温中燥土了，消融掉那堵讨厌的冰墙，不然等肝木苏醒过来（又郁而化热），那就又有的忙了。另外，白头翁汤不能一直用个没完，患者本质是阳虚体寒，苦寒的白头翁汤每次下肚，定会损耗阳气，如果持续服用，那阳竭而亡就是人唯一的归属。

脾肾湿寒，反以苦寒治之，此之为勇；先急取郁火，再缓补微阳，此之为谋。有勇有谋，放胆去做，大事可成，胜造浮屠；无勇无谋，不可妄动，无为不治，已是功德。

切记！切记！

第二十六论

麻仁丸方——

粪如羊矢，寒热皆有

刚刚说了，郁陷的乙木要是能攻破庚金的金刚阵，那么就会推着水谷下行，人病腹泻。那如果郁陷的乙木攻破不了庚金会如何呢？人就会从腹泻走向另一个极端——便秘。

阴结便秘，粪如羊矢

蜷卧在湿土之下的乙木本就是一条失意的病龙，它未必总有能力突破庚金下行。如果它无法攻破庚金，那么它往上飞不出去，往下也钻不出来，这条失意的病龙就只能乖乖地像条蚯蚓一样待在土下，啥事也干不了。在这种情况下，人想要排便，就只能指望升腾于上焦的那部分木气了。

而我们知道，人现在阳衰土湿，大部分的木气都被湿土挡住了去路，只有三三两两像越狱的逃犯一样逃脱了出来，所以升腾上来的木气不会很强大，基本上任凭我们如何憋气、用力，这些散兵游勇都很难攻破庚金、打开魄门。更为关键的是，当这些木气千辛万苦来到肠道后，它们会倍感沮丧和孤独。它们会认为自己这么辛苦来到这里是多此一举，因为它们发现肠道根本就没有粪便。

《四圣心源》云："阳衰湿盛，脾气郁结，不能腐化水谷，使渣滓顺下于大肠也。"

由于不再有一股强大郁陷之风在胃推着水谷往下跑，所以人吃进去的食物会像往常一样老实地待在胃里，等着脾阳来磨化。我们都知道，常人中气健旺，脾气善运，胃气善传。脾阳运一分谷物，胃阴下传一分渣滓，谷物不断运化，渣滓不断下传，所以正常的大便是黏而成团的。但现在不同了，中土阳衰湿盛，脾阳衰败，运化不利，半天才磨化一点谷物，所以半天也才有一点渣滓掉入肠道。

说到这里，小水牛想起一件事情。记得小时候，村里每家每户在过年前都会将养肥的猪给宰了，然后将猪肉、排骨、猪肚、猪腰这些好吃的都洗净放着，或等走亲戚时作为礼品，或留作宴客做成菜肴。最后会架一口大锅，将肥肉和板油放在里边熬煎出猪油。猪油熬出后，得趁热用漏斗装进油罐里。如果耽误了功夫，油一冷就变得黏稠，这时凝固的猪油就会堵滞在漏斗上，好不容易通了，也是点滴而下，像一颗颗小丸子。中土的渣滓现在就像这凝固的猪油一样，半天往下掉一点，其形状也是像丸子一样。

大家看，粪便形成得少，排便的木气又弱得可怜，守在魄门的庚金基本感受不到一丁点威胁（我甚至能看到它倚在门上嘲笑着说：你们也太弱了吧），这场排便活动几乎让人看不到一点希望，有的人十几天都没有便意。好不容易熬到想上厕所，蹲了半天，蹲到腿麻才听到一二声小石头掉落到水中的声音。往下一看，也就出来几颗像不规则羊矢状的东西。由于脾阳并不稳定，有时候磨化得多一些，有时候磨化得少一些，所以形成的糟粕有大有小，有的是一小颗圆圆的，有的是长圆状，形状并不统一，它们彼此分开不粘连，看起来黏稠不干燥。小水牛愚钝，把这种粪便称为"不规则的羊矢状粪"。黄元御老师说的阴盛而肠结之羊矢粪就是指的这种不规则羊矢状（说这是不规则羊矢状，难不成还有规则的羊矢状粪便？嘿，等下你就知道了）。

相比于腹泻来说，这种便秘难行倒也不完全是坏事，因为人后门坚固，起码不会让珍稀的阳气白白流掉。不过对于人来说，这也是相当不好受的。除了不能每天享受如释重负的快乐外，由于糟粕久留于体内，人的身体会像一个垃圾场一样"臭气熏天"。糟粕的浑浊之气飘散到口腔中，人就会口臭、恶心。这些浑浊之气还会和上焦的清灵神气搅和到一起，搅得人浑浑噩噩，感觉脑子像被废气乌云笼罩的天空一样昏沉。怎么办呢？

事情其实很简单，人之所以便秘难行，是因为既没有粪便，又没有排便的力量，以乙木和糟粕为核心的疏泄之力远远落于庚金下风。而造成这个局面的还是那四个字——土湿木郁。因为土湿，谷物不运，糟粕不成；因为木郁，疏泄不利，粪便不行。所以我们要干的事情并不复杂——温中燥湿，壮阳达木即可，温补脾阳以加速谷物的运化、糟粕的形成，壮阳达木以增加疏泄糟粕的力量，随着糟粕和木气的壮大，攻开魄门就指日可待了！具体怎么做呢？有请……

不好意思，这回没得请了，因为仲景老师在这里没有留下药方，对于这个阴盛便结之证，他老人家当年就留下了一句话，这句话是这么说的："其脉沉而迟，不能食，身体重，大便反硬，名曰阴结，期十四日当剧。"

或许他也认为这难不倒大家吧？是不？

热燥过盛，脾约成丸

刚刚我们说了，由于糟粕形成有大有小，所以人勉强排出来的粪便不规则。但你们知道吗？这个世界上还真有一种患者，其排出来的粪便极其规则，大小个头都一样，宛如一粒粒药丸，而且每一粒都像粘贴复制出来的。是不是挺神奇的，这是怎么回事呢？

这和土湿木郁就没有关系了，因为它是由于胃肠太过热燥所致。

我们说了，糟粕从胃滑落到排出体外，需要经过两扇门——幽门和魄门。糟粕先经过幽门，从胃滑落到肠道，再从肠道经魄门而出。一般便秘都是魄门紧闭，而幽门总是能够保持开阖自如。这是因为幽门处在胃的下部，有胃阴的润滑庇护，不至于太过燥结。所以一般情况下，胃中形成多大的糟粕都能够从幽门滑落。由于阳盛患者的消化谷物迅速，形成的糟粕也很快，因此我们可以看见，一般的阳明热病患者"拼劲全力"拉出的燥粪，会是一整大条的。

但在这其中有一个特殊情况，那就是胃肠太过热燥了，火把胃肠的津液烤得很干，连幽门都被烤干。这时幽门括约肌会像烤硬的板筋一样，失去开阖自如的弹性，其能张开的程度远远不及正常的时候，此时只会留下一个小口供糟粕通过。

这下事情就很糟糕了。胃中的邪火还是发疯似地焚烧谷物，烧落的残渣还是疯狂地形成，可是这一堆糟粕根本就通过不了幽门这个小口，怎么办呢？

没有任何办法，糟粕只能在胃中堆着，继续受邪火的熏烤。此时胃中的糟粕就会像太上老君炼丹炉里的炼丹材料一样，不断被火浓缩、烤硬，最后烧缩成可以通过幽门的小丸。因为幽门小口就那么大，糟粕都得被烧成那么小才能通过，所以从胃中掉下的"丹药"，每一粒大小相同。人艰难排出的粪便也就成了模样相同的小药丸。小水牛愚钝，把这类粪便称为"规则的羊矢状粪"。喻嘉言老师说："盖约者，省约也。脾气过强，将三五日胃中所受之谷，约省为一二弹丸而出，全是脾土过燥，致令肠胃中之津液日渐干枯，所以大便为难也。"喻老师说的这种"弹丸"就是指这种规则的羊矢状粪。

请注意，阴结便秘的粪便和这种热燥脾约的粪便都属于羊矢状粪。小水牛曾经在乡里看羊吃青草时考证过，羊粪就是有不规则和规则两种。

同样便结成丸，一个是磨化不利半天掉下一丸，一个是磨化太久约省成一丸，有意思吧？

虽然都是便秘偶下一丸，但人的情况却截然不同。由于燥火蓄积在中土消谷，人易饥能食；由于津液枯竭，人脉浮涩，舌苔干黄燥烈，像旱灾裂开的土地一样。

相比阴结便秘，这种脾约便秘要可怕得多。因为糟粕会迅速大量地在胃中积累，一旦超出胃的容纳范围，后果不堪设想。怎么办呢？

不难看出，之前是木气疏泄之力太弱，现在是另一个极端——燥金之气太强，强得连糟粕进入肠道都困难。所以我们得抓紧时间润肠清金，把肠道这条干涸欲裂的河道尽快恢复成水滑舟行的大河，具体怎么做？有请麻子丸方。

麻子丸方

麻子仁二升；芍药半斤；杏仁一升，熬，别作脂；大黄一斤，去皮；厚朴一斤；枳实半斤，炙。

上六味为末，炼蜜丸，桐子大。饮服十丸，日三服。渐加，以利为度。

麻子仁、杏仁润燥滑肠，大黄、芍药清风泄热，厚朴、枳实行滞开结。

气平性滑的麻子仁滑泽通利，味厚滋润的杏仁润降下气，两者共同增济河川以行舟。润泽肠道自然没有问题，但在这期间最紧要的是先滋润幽门，让其恢复开阖自如的弹性，以畅通这个通往肠道的闸口。阴性沉降，麻子仁、杏仁这两个阴降之物如果放在流利的汤药里面，那么进入体内就会像从天而降的瀑布一样，哗啦啦地往下跑，无法好好地滋润幽门。所以仲景在这里将药制成了丸剂，目的就是让麻子仁和杏仁可以久留在胃中，慢慢滋养幽门。

另外，这样做也是为了让大黄留在中土，发挥清热泻火的作用。除了滋阴润肠之外，我们还得清泻燥火。大地之所以如此干燥，是因为烈日在放肆桀骜地燃烧，于是仲景下了大黄、芍药在这里清热泻火。

大家注意，这里下大黄可不是为了急下攻粪，这里可千万不能用大承气汤那般急下之法。道理很简单，人的津液已经近乎枯竭，不抓紧时间滋补，反急下再伤，人可能直接阴竭而亡。

将麻子仁丸作成丸剂，能让药物尽量停留在胃中，以充分发挥滋阴和清热的作用。但这也带来了一个隐患，我们说了胃中的糟粕生成得多，下去得少，胃中此时"人满为患"、糟粕满仓，此时你还往里塞药丸，以实济实，人不得撑得更难受？

鉴于这个问题，仲景多加了两味药，用厚朴、枳实行滞开结。厚朴、枳实加上大黄，这俨然就是小承气汤。这个小承气汤用在这里就是来推动胃中糟粕下行的。那边润泽开门，这边推着糟粕用力，门稍宽敞，更多的糟粕就立刻夺门涌下。如此润中有行，行中有润，便能了去以实济实之忧。

滋阴以润肠，清火以生津，行滞以除实，麻仁丸一物兼备润、清、行三功。随着火清津生，幽门润泽洞口，糟粕一咕噜滑落，随大川之水直奔魄门，一泻千里，畅快无比！自此木静金清，谷物在胃中不断磨化，糟粕不断在幽门的自如调控下滑落，形状粘连成团，像一艘金黄的香蕉船，透着迷人的香味，悠哉美哉地往魄门开去！

寒与热，乐与悲

回头看，阳明热病常有肠燥便结之证，但却也有协热下利的情况。太阴寒病更多时候会有土湿腹泻的问题，但也有阴结便秘的可能。所以以后不要一看到便秘就认为是得了热病，也不要一有腹泻就拿起理中丸。小水牛曾经翻阅过所有能看到的医案，发现了一个秘密——凡是在寒病出现过的症状，统统都能在热病中找到它的身影（反之亦然），就连阳明热病的潮热症状和少阴寒病的嗜睡症状都不例外。

开心的人会笑，难过的人也会笑；失意的人会哭，得意的人也会哭。这个世界就是这么有意思！

第二十七论

吴茱萸汤——寒病治疗秘诀

寒病的发展过程可以说是一部阴水对阳火的欺凌史。当阳气刚开始衰败时，阴寒之水就趁机霸占阳火的出生地（肾脏），努力将阳火扼杀在摇篮中。紧接着，阴水化为寒湿欺占阳升要地（脾脏），不让其正常生长发育。有时甚至让阳火郁而下泻，白白牺牲。对付阳火，阴水可以说是步步紧逼不放，无所不用其极。然而最让阳火为之胆寒的事情还没有发生，这件事情看起来很普通，但影响却颇为巨大。

土湿火逆而善呕

我们说过"脾胃以膜相连，感应最捷"（《伤寒悬解》）。当脾土病湿时，寒湿会透过膜蔓延至胃土。尤其当经邪传至太阴经时，湿气受郁迅速滋生，胃土万万逃脱不了受祸害。

湿气杀到胃腑后所发生的事情，我们也说过。阴寒的水湿凝滞在胃土，破坏整个肺胃的收敛机制，挡住一些相火下行。没能被肺胃收敛起来的相火受土湿阻拦逆而上行，从而造成诸多上热之象。这其中包括一个症状——呕吐。当相火在胃土中逆而上行时，有一部分会沿着食道涌逆而出。在这个过程中，相火会带动还没消化的食物一起往上冲，因而人在这种情况下很容易呕吐。

土湿火逆，这就是所谓虚伪的热病。

我知道有的人一下子反应过来了：小水牛，这个土湿火逆病不是少阳病的前身吗？

是的，它确实是少阳病的前身，但到了这时它不可能再变成少阳病了。因为经邪已传太阴经，从此土湿只会越来越盛，越封越密。受郁的相火不可能再有奋起反抗的机会。人只会一路寒下去，大家不用担心会出现寒热往来的小柴胡汤证，要担心的事情并不在此。

要对付一个人，无外乎两种方法：一是断其出路；二是断其退路。现在湿气可以说是同时断了阳气的出路和退路。湿气凝在左边不让阳气生成，挡在右边不让阳气归根。本来阳气就不多，还不让其归根，显然湿气是下定决心要将肾中的阳气置之死地，让人陷入永恒的寒冬。

由于阳气难化生，又难敛降，肾水迅速化冷，阳气迅速锐减，情况自此加速发展。怎么办？

显然我们不能让湿气这么嚣张下去，得除掉它，尤其是除掉胃中的寒湿，赶紧恢复收敛之政，让相火回归大海。具体怎么做呢？有请吴茱萸汤。

吴茱萸汤

吴茱萸一升，洗；生姜六两；人参三两；大枣十二枚。

上四味，以水七升，煮取二升，去滓。温服七合，日三服。

人参秉中和正气，大枣具土德之全，两者温阳而化湿；吴茱萸是一味蛮特别的药，其性温辛大热，却具有善降之能。如此温热善降的特点，恰恰正中阳衰呕逆的胃口，用在这里，可以专降胃中浊阴。生姜开荡除满，携手吴茱萸降逆气而扫瘀浊。

由于阳天性爱升，所以具有降性的温热药可都是罕见的宝贝。吴茱萸和半夏同样性温善降，同样是治疗胃湿的要药，不过这两者善降的原因却不一样。半夏是沉重下达，像附子一样如同燃烧的岩石，从"山上"直滚而下。相比来说，吴茱萸善降的原因要好玩很多，或者说要温柔很多。

《本经疏证》有云："吴茱萸柔条绿树，开花暮春，俨然木火通明之秀质。乃花后直至七八月间已过湿热气交之候，始结实焉，又必至季秋收敛已盛才熟。是其质禀于木火，用宜于燥金。"吴茱萸在春天尾开花，其果实受尽盛夏湿热之气的养育，直到深秋接触了清凉寒气才熟落。取果实入药的吴茱萸，其本质是一团木火，不过外边包裹了一层清凉燥金之皮，它就相当于一个寒包火的饺子，入体内后，会如同一个个小雪球一样从上焦降落。落到胃土后，表皮的雪化开，露出熊熊烈火来燥土湿。听起来是不是怪有意思的？关于这一点，你只要亲自去尝一下吴茱萸就会信服。吴茱萸刚入嘴会觉得苦，苦味化后便出现辛味。苦寒之皮，辛热之实，尽显舌尖。

吴茱萸汤集培阳化湿、温胃降浊于一身，目的就是要化掉横行于中焦的湿邪。寒湿一去，肺胃重得收敛，相火得以欣然归里，胃腑不再有上逆翻涌之气，患者也就不再呕吐。

由于相火会随着呕吐外散，所以郁积在胸腔的邪热并不会很旺盛，因此仲景老师在这里并没有下清热之药。只要打开了胃湿这堵大门，畅行无阻的肺气自然而然地会将郁热冲刷而下。不过这也埋下了一个隐患。什么隐患呢？

直接说结果吧，由于没有下清热之药，如此土湿火逆的患者，喝了吴茱萸汤，有时候非但没有作用，反而会呕吐加剧（得汤反剧）。

与阴寒下利用理中丸、桃花汤治疗后会加重一样，土湿呕吐以吴茱萸汤治疗，有时候也会出现症状加重的情况。这是怎么一回事呢？

事情很简单，还是一样的原因。因为寒湿已盛，吴茱萸汤没办法一下子把胃湿燥化掉。虽说吴茱萸具有沉降之性，但归根到底还是木火之质，更何况还有生姜这些极其爱热闹、闲不下来的主。因此，在缓慢温燥胃湿的过程中，吴茱萸汤里边这些温燥的药物之火就会忍不住蹿到上边。这样一来，逆火一下子变得更加旺盛，上逆之势也就变得更加猛烈了，因此患者呕吐加剧。

问大家一个问题，同样是喝了温燥之药后症状加重，请问哪一类症状的加剧会更为明显，下利还是呕吐？

呕吐！因为阳性本升，温燥之药更容易助长土上之火。只见有的人喝了药不久就剧烈呕吐，吐个没完，像是要把胃吐出来似的。看到这般情形，学艺不精的人肯定会吓得怀疑人生，为什么会这样？明明是阳衰土湿，喝了药怎么还更严重了，为什么？算了算了，赶紧溜吧，再不溜就走不了了。

为了防止人见势不妙就溜，仲景老师在吴茱萸汤的条文后面加了一句："得汤反剧者，属上焦。"他说各位别怕，这是正常现象，是因为寒湿太盛，药物加剧了上焦的瘀热。

当出现"得汤反剧"后，该怎么办呢？

小水牛，我知道，效仿白头翁汤，先把上热给清了，等没热了再来慢慢温里燥湿。

这自然是没有错的，后世沉着稳重的医家也大多会选择如此治法，这其中就包括我们的黄御医。黄老师在《伤寒说意》中阐述了自己的主张："若得汤而呕吐反甚者，乃胆胃上逆而生郁热，当先清其上热也。"先清在上的郁热，再服吴茱萸汤温中降逆以止呕吐。这样就不怕喝了吴茱萸汤后加重上逆之势，因为体内已无上逆之火，单药物之火不足为惧。关于清解郁热的方法，大伙儿也不必茫然四顾，借用之前对付阳盛呕吐的黄芩加半夏生姜汤就行。同样要注意的是，可不能因为郁热一清，人暂得舒缓而迷恋上清热之法。要知道湿寒之根一日不除，恶果必当一日不去。

除了先清郁热外，还有第二个方法，那就是继续喝吴茱萸汤。

这是一个相当"大胆"的方法，先前就是喝了吴茱萸汤让人呕得半死，现在怎么还敢继续喝这药呀？我敢说，在临床上几乎百分之九十的人会因为胆怯而立刻让患者停药，敢继续让人吃药的绝对是凤毛麟角（当然也不排除天生顽固分子，嘿嘿）。为什么可以继续喝吴茱萸汤呢？

让程应旄老师来揭晓这个缘由："得汤反剧者，寒盛格阳，不能下达，再与吴茱萸汤则愈。"（《伤寒论后条辨》）我们知道，得汤反剧的原因是由于吴茱萸汤中各味燥热的药物攻破不了土寒，不能成功下达，反腾于上而令逆热更旺。因此，表面看起来温燥之性令人讨厌，但实际上对于我们来说仍然是不足的。所以我们可以心无旁骛地坚持用吴茱萸汤，待其散尽寒凝的土湿，令土气回运，收敛得令，相火能够下达，呕吐自当得愈。

将郁热置之度外，一门心思温中降逆，直拔呕吐之根。不难看出，这个治法更容易速战速决，不过可就苦了患者。患者在这期间会呕得昏天暗地，你会看到患者呕着呕着，最后没力呕了，也就不呕了。这个方法还有个坏处，那就是你极有可能从此失去一个患者。这个患者未必会指责你，但可能以后不敢再找你了，一想到上次喝了你的药呕得呀，算了，敬而远之呀！

　　说到这里，那么有没有一种方法，可以既具效率，又不用让患者受苦的呢？嘿，医圣的药囊里还真有这样符合要求的汤药——干姜黄芩黄连人参汤。

干姜黄芩黄连人参汤

干姜三两，去皮；人参三两；黄连三两，去须；黄芩三两。

上四味，以水六升，煎二升，去滓，分温再服。

干姜、人参温补中脘之虚寒，黄连、黄芩清泄上焦之虚热。面对中土寒湿和上焦郁热两个问题，干姜黄芩黄连人参汤采用兵分两路的策略，同行温中驱寒和清上泄热之法。由于黄连、黄芩在上焦化雨清热，干姜、人参在温土化湿时不必担心助加上热（上不去），反之由于干姜、人参在中焦烧柴生火，黄连、黄芩在清泄郁热时也不用害怕增添里寒（下不来），此则为"无所不包，又各不相碍"（徐灵胎老师对此作出的高度评价）。

　　土湿既化，郁热得清，呕吐自将不复存在。由于寒热的巧妙搭配，干姜黄芩黄连人参汤避开了"得汤反剧"的尴尬，并一路朝着正确的方向（温土化湿）前行，效果未必能立竿见影，但也绝不会旷日持久。

　　到此，我们就把土湿郁热呕吐的治法给说完了。

不管是上一论的肝郁化热泄泻，还是其他寒盛郁阳化热之证，其实皆可以套用这三种思路来解。小水牛现将这三种方法总结如下：一是先行治标以安民心。先清热以缓解不适，避免温燥之药助热而令患者越加不适，待郁热清除后，再专心温解寒湿。二是忍痛治本先拔毒牙。本着寒化热自散的思想，无视艰难险阻，始终瞄准病根，温阳化湿。三是波澜不惊兼治标本。标本兼顾，温寒清热同行，既互不相碍，又各得其所，不再泛起一丝波澜，让疾病消失在平静的湖面上。

法无定法，式无定式，这三种治法并没有优劣之分，关键是要晓得因势利导，兆于变化。小水牛偷偷告诉大家，我个人更偏爱于标本同治之法，无他，因其更具中庸魅力耳。

寒病治疗秘诀

不管喜欢什么方法，当寒湿杀到胃土，阻碍了相火下行后，各位可就得打起十二分精神，无论从疾病发展速度，还是从治疗方法看，都跟之前有了很大的不同。

寒病起于水寒，成于土湿，各种问题都在水寒土湿这个背景下展开。治疗阴盛寒病，自然要暖水燥土，抓紧时间把肾水化成温泉，把脾土烧成燥土。但在实施暖水燥土工程时，要确保一个前提，这个前提就是保持右降敛阳之路的畅通。倘若右降之路不通，阳气没法顺利归根温水，那么无论你把左边的火烧得多旺，最终都是白折腾，药一停，肾水马上就会变回寒渊。

人的整个身体就好比一个插电的电水壶,左边是一个咕噜噜冒热气的水壶,右边则是那条通电的电线。

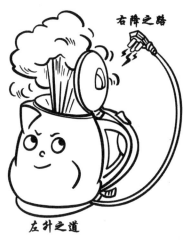

人若水壶,莫忘引电

如果右边的电没有通,那么无论把水壶里的水整得多热,放一会儿很快就会凉。要想让水持续沸腾,那么就必须插上电,保证有电能源源不断地沿着电线下来加热。这就是水牛总结的寒病治疗秘诀——电水壶理论。

寒病初始,右路还是畅通的,这个时候我们只需要一心一意在左边暖水温土就行,我们甚至可以借用右路这条"电线"来引阳暖水(理中丸就是这么干的)。

但是当湿气凝阻在胃中时,我们可就不能一味地在左边暖水生阳了。因为从这里开始,右路已经开始出现阻碍,心火下行受阻,右路这条"电线"运输不了阳热了。这时除了暖水燥土之外,一定要加吴茱萸、半夏这些降胃敛阳的药，以畅通右降之路。

　　在临床上，一些人明明是舌白脉沉一派阴寒之象，可是用了温阳之药总是容易上火（所谓虚不受补）；或者吃药的时候有效果，一停药就马上恢复萎靡不振（是不是经常遇到这种情况）。这些情况大多数就是因为没有打通右降之路。因为右路不通，由药物升温的阳热无法归根，一窝蜂地全聚在上焦，所以人出现各种上火迹象。由于没有充足阳气源源不断地归根温肾，药一停，人就如断电的水壶一样，只能眼睁睁看着宝贵的阳气白白飘走。

　　所以诸位在治疗寒病时，不妨就抱着这个电水壶，这样烧水生阳之功与引电敛阳之妙，就全被你抱在怀里了，想治不好人也难呀！

　　阴湿凝滞于中，导致升降反作，清阳下陷，浊阴上逆，这便是阴盛寒病最终会形成的格局。当这个格局形成后，阴水便彻底开启疯狂"绞杀"阳火的行动。

　　眼看夕阳将尽，黑色的大幕迅速在大地上拉开，一道寒泉在黑暗的河道中穿行，它带来少阴牌的迷药，露着邪恶的微笑，告诉沿途的人们：

　　睡吧，睡吧，黑夜来了……

少阴篇

第二十八论

少阴病——

逃离苦海，
只此良机

　　当寒水逆流而上，霸占升降之道，把阳气屠杀得差不多后，就不再往上闹腾了。肾中的阳气萎靡至极，寒水失去了往上的动力，它看起来就像一个疲惫的杀手，"瘫坐"在了肾中。从它哪儿也不去，一心待在肾脏的那刻起，少阴病的序幕便自此揭开，寒水就这样朝着它的终极目标杀去。

　　你们可知道，寒水的终极目标是什么吗？

　　寿元！

　　事到如今已经没有什么可以隐瞒了，寒水走到现在就只剩下这个终极目标，那就是赶紧屠杀完剩下的所有碍手的肾阳（后天之阳），直取人身至宝——寿元。

　　决定人一生性命的寿元处在肾脏最核心地带，它是被后天肾阳重重包围住的。寒水从外至里寒凝，想要最终触碰到寿元，肯定要先干掉所有肾阳。因此，肾阳可以说是寿元最后的御林军（可以记住这个比喻）。当寒水开始大量停滞在肾中时，就意味着它已经在挥刀肃杀肾阳，朝着寿元做最后的进攻了。到这里已经相当危险了，好比乱臣反贼已经杀入金銮殿，只要干掉最后这点御前侍卫，马上就可以活捉皇帝，改朝换代，可以说亡国只在顷刻了。

　　《中庸》说："国家将兴，必有祯祥；国家将亡，必有妖孽。"在人这个"帝国"将亡的时候，会出现这么一个怪异的征兆——但欲寐。

　　人就像被灌了迷魂汤一样，无论白天和黑夜都是倒头就想睡觉。昏昏欲睡，啥也不想干，就想睡觉，为什么会这样呢？

寒冬已至，人但欲寐

事情很简单，真相很可怕。我们说过阳气的作用分为两大类：一是进行无意识活动；二是进行有意识活动。这两类活动有主次先后次序。阳气从上焦发散出去后，首先满足心脏跳动、肺脏呼吸等所有无意识活动，剩下的才交由我们自己（心神）自由支配，进行各种吃、喝、玩、闹等有意识活动。那么"但欲寐"跟这有什么关系呢？

关系可大了，无意识活动是永远不能停止的，因为那全都是维持生命的基础活动。当人开始昏昏欲睡时，就意味着我们的身体要我们进入无意识状态，放弃所有有意识的活动，把阳气尽可能留给心脏、肺脏进行无意识活动。这说明由肾脏一路升腾到上焦的阳气已经少到不能再少，少到如果我们再随意耗用一点就会威胁到无意识活动，随时会有生命危险。

"但欲寐"是一个很不好的信号，它是少阴病开始的标志，是寒水彻底待在肾脏向寿元进犯的旗号。不过话说回来，它也是身体的一个自救行动。

由于人昏昏欲睡，长期处在接近无意识的状态，除了满足生命基础代谢外，几乎只吃不用。人体内的阳气倒也能得到一定的保存，阻塞欲绝的右降之路，总能有一定的阳气下潜到肾中来支援御林军保护寿元，所以寒水一时半会儿也不能完全把肾脏凝成冰窟，寿元一时半会儿不用"以身殉国"，人一时半会儿也还有阳气可用。这就是我们在生活中可以看到很多浑浑噩噩、只想睡觉的人，看着他们好像随时就要"长眠不起"，但却活得相当顽强的原因。

不过当风寒外邪杀来后，事情可就不是这样了，地狱的钟声这回是真正敲响了。无论风寒初束皮毛开始吸吮里阳，还是已经传到少阴经郁闭肾寒，肾中的寒水都会以一个惊人不可阻挡之势凝结，速度之快仿佛都能让人听到水结成冰的声音。这就到了最危险的时候，危险程度以日计算，绝大多数人在一两周之内就得拱手送上寿元，投降认输。

打个比方，如果没有风寒外感，那么肾中的寿元就像漂泊在海中的一盏孤灯，这灯跟着海水摇曳，灯火忽暗忽明，看着虽让人很揪心，但却总还是侥幸地亮着。可风寒杀来后，海上瞬间刮起狂风巨浪，海水如毒龙般从四面八方一轰而起，寿元这盏孤灯一下在惊涛骇浪中模糊了踪迹……

逃离苦海，只此良机

问大家一个问题，假设现在你划一叶扁舟，也落入这惊涛骇浪中，灯恰好就被你捞到船上，这时天边出现一个神仙，告诉你灯在人在，守得住这盏灯你就能活着上岸，请问你会怎么做？

小水牛，那我只能死死地抱住这盏灯，说啥也不撒手，其他就看命吧。

说一个坏消息，在接下来的少阴病治疗中，绝大多数时候我们真的只能在暴风巨浪中死死抱住这盏"灯"，然后听天由命。这就是少阴病会有那么多死证的原因，这也是少阴病篇必死无疑的条文多达六条的原因（要知道太阴病篇的条文总共才八条）。

当小水牛陷入如此境地，你们知道我会怎么做吗？

作为苏东坡的铁杆粉丝，我会立在船头，昂首指着那个神仙怒骂："敢不敢给老子停雨、停风！"

我就是这样一个人，我相信人只要信念足够坚定，是可以排山倒海、驱风赶雨的！

关键这件事真的不难，难就难在你敢不敢这么去做。

在这里，所谓驱风赶雨对应的就是发汗解表。只要发汗解表，把风寒外邪赶走，那么肾水就能暂时得以平静，问题是你敢不敢在这时发汗解表？

首先明确一点，如此患者患上风寒时，脉象一定是沉脉。阳气已经虚弱到无法供人任意支配了，此时风寒郁闭体表，上焦弱阳在受郁的情况下，根本没有资本化成一股强盛的浮动力量来抵抗，人没有机会出现浮脉，依旧会是那懦弱、窝囊的沉脉之象。

而在太阴篇，我们就说了"脉沉不得发汗"。缺少表阳的帮助，如果要强行发汗，必须动用大量辛散大热之药，用药力强行充盈腠理，逼走邪气，在这期间必然会造成大量阳气的流失。这对于阳气欲绝的少阴患者来说，几乎没有任何可以承受的余地。本来人只是昏昏欲睡，发了汗可能就此长眠。所以少阴病"首忌发汗"（《伤寒论后条辨》）。

可是不发汗，不赶走风雨，要在惊涛骇浪的海上保住"寿元"也是希望渺茫，难道真的就没有办法吗？

有的，伟大到已经入圣的仲景，在这般绝境之中找到了一个无上宝贵的发汗时机，并祭出了一个相当猛烈又相当妥当的方法。他是这么说的："少阴病，始得之，反发热，脉沉者，麻黄附子细辛汤主之。"

各位请注意，少阴病患者想要趁早发汗，脱离险境，仅此时机，再无任何机会。这个时机有两个要素：第一个要素是"始得之"——人刚开始得少阴病，刚刚出现"但欲寐"这个症状，啥叫刚刚出现呢？就是昏昏欲睡的症状出现的时间在一天之内。如果你以前一直有这个症状，只是刚得风寒，那么不好意思你已经没有发汗的资格。始得之，特指刚出现但欲寐这个症状。第二个要素是"反发热"——人出现体表周身发热的症状。

为什么包含这两个要素就是发汗的时机？是这样的，"始得之"，人刚出现但欲寐，说明少阴病的序幕刚刚拉开，这时寒水刚刚忙完凝土遏阳等活动在肾中停聚下来，这时肾中的阳气在整个少阴病的发展过程中是最多的，要说还能为之一战，那这最有资本。"反发热"，因为阳气很弱，一般情况下体表的营血根本达不到郁而化热的程度，人得了风寒后不会出现发热，只会纯粹的恶寒，所谓："无热恶寒者，发于阴也。"现在能够出现周身发热，说明体表的郁热还不算太弱，此时发汗还有一定的兵力一起作战。

因此，少阴病"始得之，反发热"时可以发汗，这时里阳尚有消耗的资本，表阳还有一战的兵力。不过在这么危急的情况下，虽然可以发汗，但也得有周全的发汗方法，否则亦难保全。那得用什么周全的方法呢？有请麻黄附子细辛汤。

麻黄附子细辛汤

麻黄二两；附子一枚，炮，去皮、脐，破八片；细辛二两。

上三味，以水一斗，先煮麻黄，减二升，去上沫；内诸药，煮取三升，去滓。温服一升，日三服。

麻黄辛散开腠理，细辛辛温散浮热，附子大热固元阳。

麻黄辛散之力甚大，于此发表出汗以散风寒外邪；细辛禀天地阳升之气而生，其性味辛温，辛能横走开窍，温能鼓阳解表，在这行郁通脉以助麻黄发汗祛邪。《本草新编》曰："火之性炎上，细辛温火，而即引火上升，此所以不可多用耳。"我们知道，辅助麻黄发汗一般用的是桂枝，桂枝温热醇厚可以鼓动体内阳气前来散邪。这里用引火鼓阳更加猛烈的细辛取代桂枝。细辛鼓动阳气的能力有多猛烈呢？猛烈到单独用一钱细辛粉末鼓动起的阳气就足以使人气闭身亡，所以细辛单用末不可过钱（注意是单独研成粉末吞服不能超过一钱，入汤药还是可以超过一钱的）。

麻黄、细辛这对组合是整本《伤寒论》里发汗散邪火力最猛的。虽然患者"反发热"，体表还有一些郁热，但人毕竟是沉脉，此时没有迅猛的火力是无法让阳热之气遍布全身的。既然选择了与天对抗来驱风赶雨，那么这个时候就必须果断采取强烈的手段，如果畏畏缩缩减少发汗之药，造成只有头汗出，没能周身出汗，那这珍贵如血的汗可就白流了！

大家可能会说：小水牛，患者体内的阳气虽然还有一点点抗敌的资本，可是毕竟也羸弱得将要见底，仲景下这么猛的药，尤其还用了鼓动阳气如此猛烈的细辛，这样真的可以吗？

这么说吧，如果只有麻黄和细辛，那么这就是同归于尽的壮烈之药。麻黄、细辛在体内激起飓风，会把阳气悉数猛烈席卷而上。在这期间，寿元很可能被连根拔起。为了防止此等悲剧的发生，医圣在这里动用了大热纯阳的附子来温里固阳。

很多人不明白附子固阳是什么意思？

还记得我们说肾阳是寿元的御林军吗？附子在这的作用就是增加肾阳，增加固护元阳的御林军。让发汗的时候有更多的后天之阳可以先牺牲，让元阳尽量缩在肾里，不至于随汗外亡，就像程应旄老师说的："须以附子温经助阳，拖住其里，使真阳不至随汗而升，其麻黄始可合细辛用耳。"

人服药后，一场前线猛烈而金銮殿提前受到保护的大战一触即发，威力无比的大炮（麻黄、细辛）带着毕其功于一役的炸药（里阳）朝敌人猛轰，一番天昏地暗后，"汗"流成河，周身邪军悉数而散，人一解外寇之忧，乘舟脱离苦海。

在千载良机、再不发汗就没机会的情况下，麻黄附子细辛汤既可完成发汗散邪、驱除鞑虏的使命，又能守住残阳，不至拼得鱼死网破，实乃不可多得的救世英雄。

虽然仲景老师认为"得之二三日"，如果没有出现里证，也可以微发汗，但小水牛愚钝，我认为那并不是典型的少阴病，因为典型的少阴病是没法"微发汗"的。另外，到了三天再想着发汗，那实在太危险了，所以本着从现有认知水平出发，水牛就不在这里说另一个药方——麻黄附子甘草汤了。

《伤寒论》云："少阴病，脉微，不可发汗，亡阳故也。"无论如何，少阴病的发汗机会绝对是机缘难再，千载一时。所以麻黄附子细辛汤并不是常用之法，绝大多数情况下我们是没法发汗的，一发汗就容易引动本该秘固的元阳，造成不可挽回的损失，甚至可能令人直接阳脱而亡。

没法奋起反抗，就只能眼睁睁看着外邪长驱直入、翻江倒海。当然在黑白无常没来索命前，我们也不会束手就擒。只不过接下来要做的事情就相当不容易了，因为我们得和阎王斗法，要到地狱门前去救人……

第二十九论

四逆汤——

归根复命，

无怨无悔

由于阳气锐减，人在风寒侵入肾脏后，不久就会出现另一个吓人的症状——四肢沉重，即四肢浮肿，沉重疼痛。为什么会出现这个症状呢？

患者此时就像一个柴火将要燃尽的炉子，从"炉内"冒出的热气稀稀疏疏，萎靡无比。这些稀疏的阳热来到躯体后缓慢蠕动，稍微接触外界的寒气就会遇冷凝结成"水气"。这个过程就好像南方的"回南天"现象一样，阳热漂浮到空中，一遇到寒冷的物体就化成水珠，凝附在上面。这种事情一般不会发生，因为正常情况下，宣散到躯体的阳气不至于这么弱，它们总会形成一股相当强劲的力量，势如破竹地宣散到整个躯体，最终到达皮肤才会被清气同化。现在羸弱的阳热是走到哪里都可能被无情地化成一摊水，一旦化成水就停聚在那里，就会造成四肢、躯体的浮肿沉重。生活中许多重病患者（癌症晚期患者）经常出现脚肿、手肿也是这个原因，都是因为宣散流通的阳气虚弱无力。

有一部分学者认为，"水气"的出现是因为肾阳不能制水，导致寒水泛滥。他们认为这是一场洪涝灾害，是肾中寒水倒流而成的。这种说法应该是没有道理的。上善若水，水本性趋下，要逆腾而上，肯定需要借助阳气来鼓动。现在阳气无比虚弱，下焦的水绝对会如同死尸般平静，绝不可能会逆腾涌动（除非真有诈尸这种事情）。

原本已经昏昏欲睡，看着四肢莫名其妙地浮肿起来，患者和亲人的脑中不免同时闪出"大事不妙"的念头。不过恐惧很快就被疼痛掩盖了过去。由于土湿木郁，被湿土拦住去路的肝木之阳不能升发，郁积在下，对附近的脏腑一顿冲击，人腹痛不适。接着人在腹痛了一阵子后迎来"释放"，郁积而发的肝木向下冲散，带着水谷奔涌而出，人下利、腹泻。由于水气久留于躯体，气化失调无法归于深渊，所以人还会"小便不利"。

生火之道，贵在固元

患者昏昏欲睡，四肢开始沉重疼痛，小便不利，大便不止，显然病情已经比上一论说的"但欲寐"更进了一步，肾中宝贵的阳气必定比之前还稀少一些。怎么办呢？

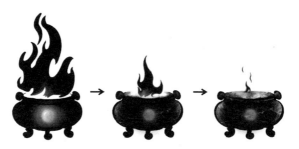

生命如炉，火渐熄灭

说到方法，就没什么特别的了。大家看，寒病患者就像一个逐渐熄灭的炉子，随着火焰变小，人这个炉子逐渐"暗淡"，各项机能逐渐走向停止。等到火焰完全熄灭，再没有阳气升腾起来，那么所有机能就会完全崩溃，人也就结束了这辈子的旅程。所以治疗阴盛寒病，从始至终都是要暖水燥土，都是要把炉子的火烧旺起来。要警惕的是，一定要抢在寿元被破坏之前，把炉火生起来，否则只能等下辈子。

寿元是孕育生命的火种，所有的阳气都要在元神的驾驭下，才能进行各项生理活动。只有元神在，阳气才能发光发热，生命才能持续下去。如果寿元毁灭，那真的相当油灯失去了灯芯，人这盏灯再也不可能燃烧起来，人这个生命的炉子再也不可能燃烧起来。等所有的热散完，便是永恒的黑夜。

所以我们现在要做的事情很明确，那就是抢在寒邪伤害寿元之前，暖水燥土，把炉火生起来，带人从黑暗走向光明。怎么做呢？有请真武汤。

真武汤

茯苓三两；白术二两；生姜三两；芍药三两；附子一枚，炮，去皮、脐，破八片。

上五味，以水八升，煮取三升，去滓。温服七合，日三服。

附子大壮水中之阳，芍药敛收浮升之热，茯苓、白术燥土化湿以通升降之道，生姜行阳化气以制水。

从现在开始，附子就是这场烧柴生火行动中不可或缺的主角。附子为大热纯阳之物，它真诚向往"上善若水"之道，在同类都忙于奋发向上的时候，它特立独行，甘于人下，能够下潜至九地之下温暖寒水，大回肾阳。

肾脏现在是一方冰雪寒池，并且冰雪在外邪的郁闭下，还会以一个惊人的速度往寿元逼近。在这种情况下，我们必须抓紧时间击退坚冰寒邪，将其融化成暖水，越拖下去，寿元就越危险。事情发展到这里，就不要再考虑用什么曲线补阳的理中丸了。理中丸在脾土生阳，那点阳气在人体转一圈，到了下焦已经消耗不少了。关键这剩下的阳气还未必能进入肾中温补肾水、固护寿元。因为下焦此时"寒冰万丈"，从上而下的阳热很难破冰而入，会被挡在冰上，几乎进入不了深渊核心部位。所以我们必须用附子这个燃烧的重石，令其径直地坠落肾中，融化冰雪，温生火种。

只有附子还不够，还得下芍药来敛阳固热。关于芍药的作用，我们很早之前已经说过，但还没说全。

你们知道吗？在这里如果没有下芍药，附子可能压根起不到温补肾水的作用。

肾脏现在是水入深冬已化冰，附子这把火落到下焦会被寒冰挡住。大家能明白吗？附子就像落在了冰上的柴火一样，火顺势往上炎，根本烧灼不到下面的冰雪，自然也就阻止不了冰雪向寿元逼近。怎么办呢？仲景在这里下了"禀天地之阴"（《本草经疏》）的芍药，化作一盆水往附子浇落，让其化成热烫的热水，如此热水便可渗透进肾中，尽情地温暖寒冰冷水。因为芍药的敛收，附子之热气才能长时间留在肾中，附子才能尽情地发光发热。

芍药敛收浮热，附子大壮肾阳，一阴一阳大行暖水固元之道，实乃鸾凤和鸣，天造地设之物也。

生起了肾水之火还不够，我们还得对付泛逆在中土的水湿。仲景在这里用甘苦的白术和淡渗的茯苓，两者健土渗湿，共奏利水燥土之功。在这里燥土化湿，除为了畅通阳升之道外，也为了畅通阴降之路，畅通右路引电之路，让脾肾成为通上电的"水壶"。

最后还下了生姜，行阳化水，旨在将蓄积于四肢的阴水蒸化回阳热雾气。

附子、芍药生阳，茯苓、白术燥土，生姜化水。诸药合力，温暖水土，让寒冰湿土逐渐融解，化成一缕缕热气上腾，人这个生命的炉子就这样慢慢地燃烧了起来……

温阳化水的真武汤从源头出发，将寒冷的肾脏变成温泉，令阴湿的脾土变得阳燥。水暖土燥，则木气升达于上，不再郁陷而克于下，故患者腹痛自止；土旺阳盛，脾土恢复磨化之力，水谷得消，不再混合下趋，故患者下利自停；土燥火蒸，水之气化如常，则膀胱有水可利，故患者小便自通；阳旺气足，已成的水湿被阳气蒸化为雾气，患者四肢沉重疼痛、气逆咳呕、皮肤肿胀等寒水外积之象消失不见。最重要的是，肾脏得以温暖，保护元阳的肾阳队伍日渐庞大，人虎口逃生、幸免于难。雨过天晴，赤橙黄绿青蓝紫的彩练当空舞动，一扫阴霾的人间又重新洋溢着那股热闹熟悉、温暖和谐的味道。

阳气开始选择放弃

日薄西山，久久等不到真武汤来拯救的生命之炉只会越烧越暗淡。没有办法了，穷困潦倒得就要过不下去的阳气，做了一个悲壮而无奈的决定——它决定开始有步骤地放弃我们的身体。

是的，你没有看错，阳气要开始放弃我们的身体了。没办法，升到上焦的阳火实在太少，除了保证心脏、肺脏这些核心机能消耗外，剩下的已经不够覆盖所有部位。对于那些阳气无法照顾到的地方，只能说抱歉了，事已至此，断尾求生，谁也不想。那么阳气会首先放弃哪里呢？

四末！

《医碥》云："人身阴阳之气，皆从脏腑外达至于四肢，故四肢为末。"人身的阳气由下升达于上，升极而散至体表，最后到达四肢。四肢是阳气所能通达的最末端，所以四肢又被称作"四末"。显而易见，阳气从脏腑出发到四肢的路程是最漫长和艰辛的。因此，当阳气衰败时，四肢总是那个最先被抛弃的对象。无力跨过千山万水到达四肢，阳气便宣告放弃了在那里包括温煦、供能在内的所有工作，所以患者会出现手足寒冷、四肢困乏不用等症状。

阳气率先放弃四肢的现象在生活中并不难寻。人在饥饿状态下，第一感觉往往就是四肢无力，最不愿意做的事情就是挪动手脚。地震发生后，有些从废墟里被救出来的人会因为四肢坏死，不得不进行截肢手术。大家常常以为四肢是被压坏的，但其实更多的是被"饿"坏的。人长时间无食，其体内得不到补充的阳气一直在衰减，萎靡的阳气无力输送精华以温养四肢，四肢最终会因经络阴凝不通而坏死。不知大伙儿观察到没有，那些需要截肢的孩子往往都是腿坏死，较少有手臂坏死的。为什么会这样？因为四肢是阳气通达的末端，而脚则是末端之末。阳升而阴降，手在上，足在下，故阳盛于手而虚于足，因此足相比手而言，更容易失去阳气的恩宠。"手巧足拙"的原因也在此。而当患者阳虚四肢厥冷时，其足之寒冷亦是更为凛冽的。

壮元培土以生阳气

当脉沉、欲寐、嗜睡的少阴患者出现手足冷时，大伙该明白四肢已开始得不到阳气的温养了，阳气已经开始放弃我们的身体了。不过这么严重的事情不会悄无声息地发生，患者最初会接收到强烈的信号——疼痛。

阳光照射不到的地方，黑暗和阴冷就会马上出现。由于阳气稀少欲绝，许多阴水迅速在四肢出现，并阴凝成结，导致四肢气滞不通，患者会出现身体疼、骨节痛。很多癌症晚期患者会出现疼痛难忍，所谓"癌痛"症状的原因就在于此。这里先说一下，疼痛是一件痛苦的事情，但在这种情况下，痛要强过不痛，一旦不痛，情况会非常恶劣，原因我们等会儿再聊。

少阴患者，身体疼、手足寒、骨节痛、脉沉，这些症状综合起来便说明患者体内的阳气已经衰败到无法完全支撑所有工作的地步了。接下来的事情是容易预见的，那必然是有越来越多的地方将因没有阳气而陷入寒冷黑暗。所以啥事也别管了，赶紧壮元培土生阳火。

附子汤

茯苓三两；人参二两；白术四两；芍药三两；附子二枚，去皮、脐。

上五味，以水八升，煮取三升，去滓。温服一升，日三服。

附子壮肾水之火，人参固脾土之阳，两者共暖水土，合生阳火；白术、茯苓培土利湿，水伐湿除，阳升之道畅顺则火自旺；

芍药清风敛降以固收阳气。既有温阳壮火之君，又有伐水利湿之臣，更添敛阳归根之佐使，附子汤不愧是名副其实的"伤寒温补第一方"。

眼尖的同学可能已经发现，这附子汤与上一论的真武汤很是相似呀！是的，从药物组成来看，附子汤与真武汤只有人参、生姜之差。但正因如此差别，导致了这两碗汤有着本质的不同。关于这种不同，柯琴老师在《伤寒来苏集》中是这么说的："此（附子汤）与真武汤似同而实异。此倍术、附去姜而用参，全是温补以壮元阳。彼用姜而不用参，尚是温散以逐水气。补散之分歧，只在一味之旋转软。"我们用附子汤只有一个目的，那就是温补阳气，医圣当年也是以这个目的来创立附子汤的。他在附子汤中前所未有地动用了两枚生附子，为的就是委其重任以大壮脾肾之阳。去温散之生姜而用直走黄庭、善补中气的人参，更体现了此等温补之意。可以这么说，真武汤是温阳以化水，附子汤则是化水以壮阳。两者看起来干的事情都差不多，可目标和方向都大不相同。

因为目标唯一而明确，所以服用附子汤后，咱们只需要关心人体的生阳机制是否恢复正常即可。只要肾脾阳火能够燃烧旺盛起来，并源源不断地从里向外输送能量，令手足"四末"可以重新得到阳气的温养而变得温暖，那么附子汤就算不辱使命了。

手足回暖，说明患者体内的阳气已具有足够的能量可以到达所有地方，完成所有工作，人体各项生命活动暂时都能够正常运转，人也就算可以继续"活"下去了。

疼痛不怕，最怕不痛

在各种不适当中，疼痛最容易让人产生沮丧感和绝望感，很多人临终前疼痛的那副惨象，陌生人瞧了都忍不住偷偷抹泪。但其实"痛"是要强过"不痛"的，为什么这么说呢？这要从疼痛发生的原因说起。

谈到疼痛，大家是不是不由自主地想起"不通则痛"这个词？诚然，凝塞不通确实常是导致疼痛的原因，如清代名医程国彭在其著作《医学心悟》中说的："所谓热则流通，寒则凝塞，通则不痛，痛则不通也。"然而只有"不通"这个因素不足以解释疼痛，因为疼痛的本质并不在此，而是在于郁滞的阳气。

疼痛发生的真实情况是，阳气在前进道路上，因为遇到阻碍被迫郁滞，蓄积在里，产生一个向外推挤的力量，这个力量作用于脏腑经络，人则疼痛。简单地说，人之所以会疼痛，是因为郁滞的阳气把就近的脏腑经络给揍了。所以从本质上看，阴凝阻塞的寒邪造成了阳气运行不畅，但郁滞在内的阳气才是那个真正动手"揍"痛人的家伙。更简单地说，如果你不考虑任何后果，那么只要将被郁堵住的阳气消灭掉，就可以达到止痛的效果。市面上的止痛药、止痛针基本都是这个作用。

如果只有阴凝阻塞的寒邪，而没有郁极而发的阳气，人是处在一个"不通"的环境里，但却不会有任何疼痛感觉，因此"不通则痛"这个结论从严格意义上说是错误的，生活在北方的朋友们应该更能明白这个道理。在十分寒冷的冬天，人如果没有做好

保暖措施就到外面溜达，当手指、鼻子、耳朵被寒气全面侵袭以
至严重冻伤时，手指、鼻子这些部位的阳热一下化冷结冰，几乎
没有流通的阳气，所以人常常一点感觉都没有。可当人回到屋里，
用热水敷冻伤部位时，阳气得热而向外冲击，人的痛觉则被重新
激活，此时人会感到痛痒难忍。所以疼痛与否，归根到底要看阳
气之有无。

　　附子汤证的患者手足寒、四肢骨节疼痛，表明阴凝之中仍有
滞气，阳气虽已无法正常温养手足，但还是有一些可以来到四肢
的。而随着水愈寒，阳愈虚，能赶到四末的阳气会越来越少，瘀
滞之气也就越发稀薄，患者疼痛的感觉也将越来越轻微。人的四
肢会从疼痛中走出来，转而变得麻木、无知。

　　除了疼痛感觉在锐减之外，由于四肢得到的阳气在衰减，因
此四肢逆冷的情况变得更加严重。原先只是指头到腕踝冷，现在
可能已发展成手指到肘膝皆寒。

　　在外的手足、身体不断变得寒冷，这就足够令人担心的了，
可这时里边的脏腑还传来了一个噩耗——脾阳罢工了。

　　少阴初病时，能够得到肾阳支援的脾阳勉强可以坚持运化水
谷的伟大任务，可经过寒水不断的欺凌，彻底衰败的脾阳最终只
能无奈宣布放弃工作。中土大虚，脾土不运，水谷入胃后完全不
化，统统倾注于下，患者"下利清谷"（吃进去啥样，拉出来还是
啥样，可见脾阳这回是真的运化不动了），严重者甚至不能食。

　　四肢厥冷，脉沉，饮食入口则吐，下利清谷，这是医圣总结
的症状。除此之外，根据临床经验，此时患者指甲、口唇会明显

青紫黑暗发绀。

患者"脉微欲绝"，四肢厥冷，下利清谷，快要（或者已经）吃不下饭，很明显大事不妙，等到肾阳完全熄灭，寿元被侵害，这人就指定没救了。该怎么办呢？

啥也不用多想，赶紧行大温大补之法以挽救残余的阳气！

小水牛，我紧张得双腿有点发抖，你说附子汤能不能管用？还是用真武汤？怎么办呀？

紧张的朋友请先撤离现场，什么时候由能力堆积而成的信心足够支撑你和阎王战斗，什么时候再回来。从现在开始就进入中医领域里的急救阶段了，千万不要胡乱尝试，否则接下来的治疗在你手上随时会成白刀子进、红刀子出的买卖。

今时已不同往日，现在患者体内的阳气（尤其肾中的阳气）真真切切像那"风中残烛"，稍有不慎就可能永远熄灭。附子汤虽被誉为温补第一方，但对于衰败欲绝的阳根而言有着致命的隐患。

首先，附子汤中的芍药不能用了。虽然它有收敛阳气的作用，但毕竟是阴寒败火之物，万一芍药一进入体内，没等附子、人参把阳气燃腾起来就抢先将肾阳给浇灭了，那患者可就会"应药而亡"。

再者，附子汤中燥土利湿的白术和茯苓亦会对残弱的脾阳造成威胁。这一点乍看起来很不好理解，燥利土湿可畅阳升之道，水伐而火理当自旺，为何白术、茯苓会成阳火的威胁呢？

茯苓、白术总归是淡渗利下之品，而非固收填补之药。虽主利水不利火，可在利阴水的过程中难免会顺便带走一些阳火。这在阳气尚足的情况下并没有多大问题，可如果是用在阳气欲绝的患者身上，那茯苓、白术在利水燥湿时顺手牵走的可能就会是患者最后赖以立命的那点阳气。关于阳气大衰、肢冷脉迟患者不得用淡渗利水之药的观点，李时珍在其鼎鼎大名的著作《本草纲目》中有着这样的论述："膀胱不约、下焦虚者，乃火投于水，水泉不藏，脱阳之证，其人必肢冷脉迟，法当用温热之药峻补其下，交济坎离。二证皆非茯苓辈淡渗之药可治。"

归根复命，全力救阳

在燃旺阳气前，我们不能让肾脏的"风中残烛"受到任何一点威胁，因此阴寒之药和利水之品都不能再派上用场了，接下来我们只能单纯用温热补阳之药品，有请能够回阳救逆、归根复命、力挽狂澜的四逆汤。

四逆汤

甘草二两，炙；干姜一两半；附子一枚，生用，去皮、脐，破八片。

上三味㕮咀，以水三升，煮取一升二合，去滓，分温再服。强人可大附子一枚，干姜三两。

附子温下以培肾中之阳，干姜温中以畅敛收之令，甘草固中以敛阳。

刚刚我们说了，芍药不能用，可芍药是附子的绝佳搭档，它能将附子束缚在下焦生火化水，现在不能用芍药，全用燥烈之火，怎么让火留在肾中燃烧呀？

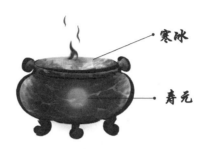

如何燃旺冰中残阳

大家不妨对着这个图想一想，现在炉内（肾脏）几乎都被寒冰封锁住，只有几根阳丝透出来，而我们只有本性热散的火可以用，怎么让火进入炉内温阳化冰？要知道附子这团火落到冰上就会一下散走，要知道寒冰已经无限接近寿元了！

大家好好想想该怎么做，小水牛就不等你们了，我想等，患者也等不起呦！

医圣在这里用了一个绝妙的方法让附子能够进入肾中，并且一下进入最核心的地方。

医圣用了大量的干姜（参考李可老先生的用量，干姜用60g）温中化湿。医圣让干姜先在中土燃起一把火，他的目的是先燥化掉凝滞在中土的寒湿，尤其是在胃土的寒湿。这有什么作用呢？

作用可大了，干姜将胃湿燥化掉，打通敛降之路，此时随着吸气的进行，人的右降之路会出现一股逐渐变强的吸力。大家能不能想象到，随着胃湿的化掉，随着呼吸的进行，一股强大的吸力从肺直吸到肾中。出现这股力量后，附子（参考李可老先生的用量，附子用制附子，量在30～200g不等）便能随之由右路潜入肾脏核心地带。大家看，这是一个很妙的方法——附子这团火没有强行从上破冰而入，它是转而由右路潜于下，直达寿元周边。

甘草（参考李可老先生的用量，炙甘草用60g）味甘性缓，在这里有两个作用：一是让干姜尽量留在中焦温水化湿，二是避免附子在等待干姜打通降路时破土外散。

土燥胃降，阳气得收，除了附子产生的药力之阳外，上焦浮散的阳气也能随收敛之令赶回肾中，所以四逆汤其实是一剂"归根复命"的汤剂。它能将人体的阳气全部归到肾下，全力一搏，只为抢救寿元，以复性命，正如火神派开山鼻祖郑钦安老师说的："仲景立四逆，究竟是专为救这点元气说法。"

超强药力的四逆汤入肚不久，一团猛烈的阳火便从右路潜入肾中，直达命中，在肾里燃烧了起来，如果这团火来迟一步，没法阻止肾水化寒结冰的趋势，还是让寒水抢先侵袭了寿元，那么别难过，死神已经降临。如果这团火能够抢先扭转肾水化寒之势，眼看其暖水化冰，愣是将寒冷欲绝的肾水一点点烧成温水，热气从脾土逐渐飘散而出，人沉弱欲绝的脉象逐渐强盛了起来，那么可以烧香还神了，生命的炉子已经开始复燃了，人从地狱门前抢回来了。

别无选择，最怕阳脱

这里要注意一点，四逆汤是否奏效要以脉是否"微续"为准。

这里是有讲究的，脉微续生，意味着肾水变暖（阳热变多），并且肾阳能够一路从中土突破到上焦，人整个生阳机制在逐渐恢复。

这里经常出现一种情况，四逆汤把肾阳烧旺起来了，但寒凝的水湿之邪犹如大雪封山一般，将阳气左升之道给封堵住了。此时下焦的阳气是"欲渡黄河冰塞川，将登太行雪满山"，根本爬不上去。这时阳热郁极而发，只能沉降于下，这便造成阳脱下利不止。简单地说，喝了四逆汤，人下利的情况加重了。如果出现了这种事情，那么可要小心，此时危险已经升级了。

《医宗金鉴》云："少阴病但欲寐，脉微细，已属阳为阴困矣。更加以下利，恐阴降极，阳下脱也。"除了好不容易温补回来的肾气被白白浪费掉外，被隔绝而下的阳热很有可能会直接将寿元推脱而下。如果真是这样那就无话可说了，宝贵至极的寿元最后的结局是跟着粪便被冲进了马桶。

怎么办呢？纯粹温补的四逆汤在这里并非毫无益处，只是单纯靠烧火来融冰实在是有点来不及，我们急需利用类似铁镐的工具砸开寒邪，打通阳升之道，让未脱的残阳赶紧复升于上。而这破冰通阳的"铁镐"，伟大的仲景早已给咱备好了。

白通汤

葱白四茎；干姜一两；附子一枚，生用，去皮，破八片。

上三味，以水三升，煮取一升，去滓，分温再服。

葱白，甘温辛散，可解内外郁邪，能通上下阳气。葱白用于此，可以发挥发散通气之功，能够迅速冲破寒湿，为下焦阳气打通一条升路（其实是打通两条路，除了左路外，还能通右路，这点稍后就会讲到）。附子、干姜温阳生火，助葱白急胜其阴而助通其阳。名曰白通汤，即主以葱白升阴通阳，这便是仲景立白通汤的本意。关于白通汤，清代名医周岩在《本草思辨录》中分析葱白时，说了一段十分精彩和到位的话。他是这么说的："夫阳在上宜降，阴在下宜升，少阴下利一往不返，失地道上行之德。姜、附能扶阳而不能升阴以通阳，阳不通，则阴下溜而利不止，故以葱白冠首而名之曰白通，通非通脉之谓也。"

大伙儿发现没有？在四逆汤发挥重要作用的炙甘草，这回并没有出现在白通汤中，这是不是预示着我们不再需要将干姜和附子束缚在中下呢？并不是，我们需要甘草，现在放弃它实属迫不得已。为了急忙胜阴通阳而止利，没法带上性缓的甘草，因为它会拖缓葱白辛散通阳的能力。

这里还得说一句，关于白通汤，医圣仲景是这么说的："少阴病，下利，白通汤主之。"我们知道，下利在少阴病中非常常见，在这里用到葱白急忙消阴通阳，显然"非平常下利矣"（《伤寒溯源集》）。大家可千万不要因为仲景的这句话，一看到下利就用白通汤。事实上，很多医家只有在用了四逆汤还不能止利的情况下，才会迫不得已用白通汤。

要知道白通汤是一剂弄不好会雪上加霜，越喝越糟糕的汤剂。

我们用白通汤，一方面希望干姜、附子还能够在下焦烧水生火，另一方面希望葱白迅速为阳气打通一条出路，使得炉火真正能够升炎起来，让人阳升利止，手足回暖。苍天呀，这两个愿望可是相互矛盾的呀！

由于没有甘草的管制，再加上葱白辛温发散之气的引诱，附子和干姜这两团烈火有时候刚入肚子就嗖的一声全蹿到膈上升入上焦了。大家能明白吗？白通汤的药力刚进肚子，有时候会耐不住性子地直接冲到上焦。人喝了药，肾脏依旧寒冰万丈，下焦阳气依旧无路可升，人照样"利不止，厥逆无脉"。姜、附跑到心膈，愈增上热，患者因此还会出现干呕、心烦的症状。

当出现如此状况时，大家要知道，这是白通汤未能安心潜于下而急出于上的表现。由于下利未止，我们仍然需要依靠白通汤来升阴通阳，不过这回得增派两个向导来引阳药入阴才行。

白通加猪胆汁汤

葱白四茎；干姜一两；附子一枚，生用，去皮，破八片；人尿五合；猪胆汁一合。

上三味，以水三升，煮取一升，去滓；内胆汁、人尿，和令相得，分温再服。若无胆，亦可用。

在白通汤中反佐阴寒的人尿（多用童尿）、猪胆汁，除了以其寒清君相而除烦呕外，更重要的是要人尿、猪胆汁充当药引子，以其阴沉之性引导辛温的葱、姜、附直达天寒地冻的下焦，让白通汤能够潜于阴邪之下而发挥达郁通阳之功。寒散郁达，阳回气通，则患者自当利止而脉出。有的朋友可能会好奇，有引阳入阴的药引子的白通加猪胆汁汤，显然要比全为热药的白通汤稳重安全得多，为何不一开始就下白通加猪胆汁汤，而非要等患者喝了白通汤，"利不止，厥逆无脉，干呕烦"时才下呢？

这个问题蛮有意思，不过答案我们早就说过了。所谓"治寒以热，凉而行之"，往一堆温热药中加点寒凉药的妙处，在真武汤、附子汤中我们都见识了。但我们说过，当患者阳气极度衰败时，医者是不可以轻易下寒药的，不怕一万，只怕万一。如果阴寒之药抢先将萎靡的阳根给浇灭，那人这辈子就算到头了。这就是少阴下利患者不能直接用白通加猪胆汁汤的原因。另外，猪胆汁这些寒药也会限制葱白通阳，所以一开始不用，现在用已然有点迫不得已的意思了。

戴阳若现，危在顷刻

《伤寒论》曰："少阴病，下利清谷，里寒外热，手足厥逆，脉微欲绝，身反不恶寒，其人面色赤，或腹痛，或干呕，或咽痛，或利止脉不出者，通脉四逆汤主之。其脉即出者，愈。"

随着病情的发展，会出现一件诡异的事情——原本恶寒蜷卧的患者在某一天突然就不怕冷，甚者还觉得有点热，一直青紫的脸上也泛起了淡淡的红光，就像上了一层淡妆一样，这是什么情况？难不成是"寒随一夜去，春逐五更来"？

唉，三指一搭，心凉半截，患者"脉微欲绝"，脉象极其微弱，几乎就快摸不到了；"手足厥逆"，手脚甚至比之前还要寒冷；仍旧"下利清谷"，拉个不停。显而易见，患者里寒盛极，并无半点阳回迹象。那为何会出现"身反不恶寒，其人面色赤"呢？

用仲景老师的原话说，这是"里寒外热"之证，更形象的说法是"戴阳证"。

明末名家林澜云："戴阳，浮于上如戴也。"阳气浮于上，如同患者戴的一顶帽子，帽子以下呢？

全是真寒阴邪！

由于寒凝郁滞的阴邪满盛于下，封堵住阳气右收之路，受到格拒的阳气没法往下走，只能聚在一起升炎于外。因此，患者出现不恶寒、面赤等假热之象，这便是戴阳证。右降之路现在几乎被彻底封堵住了，来到上焦的阳气几乎都下不去，只能在上不断聚集，使得上焦出现阳热之象。

现代科学家仍然弄不明白，为何许多人在攀登珠穆朗玛峰或前往南极的道路上，濒临死亡时，会感觉到热而主动脱下衣服，贴着冰面露出诡异笑容而死去。其实这些人就是出现了阴极格阳的戴阳证。

戴阳证与白通汤证一样，皆是阳气为阴寒所困，不同之处在于：白通汤证是下焦阳气受困下脱，而戴阳证是上焦阳气受困上脱。大伙儿不要看现在面赤、身热，误以为这点阳热之象会带来生的希望，其实现在已经是到了最危急的时刻，人体这个生命之炉已经断了归根充电之线，肾中的阳气只升不降，等寿元中苟延残存的那丝元阳随热势散尽，人便会永远化作一把寒骨。现在是丝毫不容有误的，赶紧抢救吧，该怎么救呢？

四逆汤！

用四逆汤可以救，现在是收敛之令崩溃，阳不得归根，而四逆汤真正就是归根复命之药！因此，我们可以用四逆汤温土暖水，打通收敛之路，把外阳强行招回来。由于阴寒极盛，仲景在这加大了干姜、附子的用量，力求迅速化冰回阳，有请通脉四逆汤。

通脉四逆汤

甘草二两，炙；干姜三两，强人可四两；附子大者一枚，生用，去皮，破八片。

上三味，以水三升，煮取一升二合，去滓，分温再服。

通脉四逆汤实际是姜、附分量加重的四逆汤。增派附子和干姜的目的十分明显，就是加大温阳化阴之力，争取迅速打开下收之门以迎接外脱阳气入内。由于上焦阳气已有外脱之势，因此通脉四逆汤务必要用甘草来坐镇中原，不能让姜、附猛冲于上。

如果患者面赤的症状显著，则说明头面的阳气被盛极的里阴封堵得几乎一点也下不来，这时我们得拿来铁镐"葱白"，在冰封雪谷中凿出一条阳降之路来。同样的葱白，同样发挥着散阴通阳开道的作用。不同的是，白通汤的葱白骁骑开道是为了扶达下利之阳，而通脉四逆汤的葱白鸣锣开道则是为了迎回上脱之阳。实际就像我们说的那样，葱白能同时从下往上打通阳升阴降两条路。这里有个细节，一开始仲景在通脉四逆汤中并没有下葱白（而是在下面的医嘱中才提到"面色赤者，加葱九茎"），他老人家希望纯靠附子和干姜就能够化阴招阳。为什么没有一开始下葱白，相信大家能够理解仲景的无奈，只因怕葱白又带着一众阳药上蹿，让治疗陷入复杂。

医生在通脉四逆汤的医嘱中，除了告诉我们"面色赤者，加葱九茎"外，还嘱咐我们如果患者干呕则加生姜、咽痛要下桔梗。为何仲景在如此危急的情况下，还惦记着干呕和咽痛这两个看似无关痛痒的问题呢？因为此时的干呕和咽痛非同小可，直系生死。患者若干呕，说明阴邪已上逆至膈上；若咽痛则更严重，说明阴邪上至咽喉。因此，得用生姜辛散膈上寒饮，要以桔梗开结滞而利咽喉。总而言之，通脉四逆汤所有的努力皆是为了温散寒滞，令阳气有路可回，势必扭转阴极格阳的局面，让上下水火重得交泰，让阳气能够归到深渊，重燃生命的火种！

孤注一掷，无所怨悔

对四逆汤证、白通汤证、通脉四逆汤证（尤其是后两者）等阳气极虚、脉微欲绝的患者辨证给药后，我们不能像平时那样开完药就溜，得留下来和患者一起等待一个信息，一个将直接宣判患者生与死的消息。

《伤寒论》云："服汤，脉暴出者死，微续者生。"

汤药下咽后，患者脉徐徐微续而出，则说明那丝萎靡欲灭的阳气渐渐旺盛起来，正一点点挣脱寒邪而出，生命之炉火烧起来了。阳气渐回，阴体消退，人活矣。如果服汤后，脉急骤暴出，则说明姜、附等药没有守在中下焦温化阴邪，而是带着孤阳骤冲于外。阳气断根，纯剩阴寒，人死矣。

大家看，到最后我们都是要在肾下聚集大量热火，让这些热火融冰烧水，我们希望这些附子、干姜之火能够一直在下静静地烧着，把水一点点烧热，把炉子一点点烧旺，让脉象徐徐加强而出。可是火并不是一定会静静待在下焦的，充满能量的它们烧着烧着，很可能带着寿元直接往上猛冲，猛烈地"爆散"后，给我们留下死寂的残壳！

路的尽头就是这么无奈。一方面，我们迫切需要一场猛烈的焰火来融化那凛冽的湿水寒冰，让微阳破冰而生；另一方面，我们又非常害怕这大火直冲于上，造成阳脱断根。

说实话，这些纯阳大热之药到底是逐阴回阳令人生，还是直接热发脱阳致人死？对不起，在结果没有出来之前，真的没有人能够知道。到了如此绝境，治疗真的就像一场赌博，赌注就是性命。赌赢了，活下来；赌输了，跟着阎王走；不赌，不会立刻输，但也不会有赢的可能。

抢救就是这么残酷，没有人知道结果，因为骰子在上帝的手里。

第三十论

回光返照——

回头无路，
且笑且哭

寒风呼啸，万木凋零，横尸遍野，万恶的寒邪肃杀了所有的御前侍卫（后天肾阳），把寒冰雪剑架在了寿元的脖子上。寿元这下子真成了名副其实的孤家寡人。没了，一切到这里就要结束了。

与平凡的阳气不同，寿元的结束并不是悄无声息地熄灭，而是一场壮烈的绽放。

真阳飞僭，烛尽焰高

由于所有肾阳都消亡了，处于肾脏最中心的寿元彻底暴露了出来，具有高密度元阳的寿元就像燃尽了灯油的灯芯一样，开始了猛烈的燃烧，如叫花鸡被切开后的热气一样大冒而上。只见一束非常耀眼的能量光拔地而起，冲开寒冰，直上云霄，划破天际，带来象征春天的阳光。此时人会看到一道强烈的白光照进屋子，即便屋里根本没有开灯，他也会嚷着说：为什么屋子这么亮？

当人看到这道白光，那么生命中最后一场狂欢——回光返照也就开始了。

高密度元阳破土而上，为黑暗潮湿的脾土带来最后的温暖，激起了人最后的食欲，一直不愿进食的患者一下子胃口大开，像一个饿了许久的人一样开始大吃大喝；元阳上升进入神明之宇，振奋心神，患者突然精神抖擞，有久病初愈的愉悦感；阳气外注于四肢，最后一次调动运动机能，患者突然能下地，甚至可以正常地行走；神气瞬间充沛，人突然开始说话，甚至"喋喋不休"。

人来到生命的尽头，突然变得神志清醒、精神抖擞，这就是回光返照现象。其本质并没有多神秘、复杂，就是寿元爆散而出，让人体各项器官和机能得到最后一次振奋的表现。

当人出现回光返照现象时，就不必再考虑用药了，生命到了这一刻，不要再让人吃苦了，就让他尽情地享受这最后的欢乐吧。

黑暗的身躯里，寒冰万丈，只剩元阳冲开的这条有去无回的路，此时再下什么温燥之药，再怎么让火于下焦温水化冰都没有用了。不仅没有用，温燥的药力还会像给火箭加助推器一样，促使寿元奔散得更剧烈。

回光返照现象如昙花一现，转瞬即逝，一般只会维持两个时辰，最多持续两天。时间长短与剩余寿元的多少有关系，寿元散尽，焰火熄灭，所以年轻人回光返照的时间一般要更长。

说到这里，有的人可能会问：小水牛，同样有转危为安的迹象，怎么知道人是回光返照，还是病情好转呢？

这里有个很准确的方法——如果你足够有胆量的话，可以直接问患者！在这个时候，没有人比他自己更清楚——自己大限已至。我们说，寿元里最宝贵的东西不是元阳、元阴，而是元神。本来可供消耗几年甚至几十年的元神，在一个小时内轰然而出，人在这个时候可以说"无比智慧"，甚至达到了"三花聚顶"的境界，他是能够感知自己将要死亡的，这就是绝大多数人在这个时候会想要见最亲的人，会跟家人交代好后事的原因。从种种怪异的迹象可以看出，他们在这个时候甚至能看到一些常人看不到的东西，接收到一些常人接收不到的信息。

当然我想并没有人会在这个时候和患者探讨生与死的问题，那太残忍、太不道德了。这里小水牛分享两个回光返照特有的症状：第一个是"两颧泛红"，回光返照的患者两颧泛红如妆，看起来就像周星驰电影里如花的样子一样（所以每次看到如花，我都有点怕）；第二个是"抬头纹消失"，患者在临终前会出现抬头纹消失的现象（所谓抬头纹开了），这个现象是很准确的，无论是病死、中毒死，还是溺水死，其抬头纹都会消失。

另外还有一点要告诉大家——无论阴盛寒病还是阳盛热病，到了最后寿元都会一轰而出（热病是水亏龙跃，肾水消亡，剩余寿元一轰而出），所以患者到了最后，几乎都会出现回光返照现象。

说"几乎"，自然就有另外的情况。意外身亡的就不说了，走在马路上，一辆大车飞奔而来，眼前一黑，这辈子就过去了，根本来不及回光返照。除这类不幸的人之外，其他在床上等待阎王的人也不是一定会出现如此假神之象。我们说了，元阳是冲破寒冰湿土一轰而上，让心神得到短暂振奋，人便会出现精神暂时好转的假象。那元阳是不是一定能够破冰而出呢？未必，如果这最后的一股力量没法破冰而出，那么回光返照就不会出现。涣散的元阳全郁滞在寒冰湿土之下，人的肚子会因此鼓胀成球，死后肚子可能会炸开来。

回头无路，且笑且哭

黄昏的最后一束光芒纵使美丽，却不带有一丝新生的希望，因为黑夜紧跟着就来了。

《海沂子·真气论》云："人无元气则死。"最后一丝元阳回头看了一眼肾脏，然后带着复杂的心情踏上告别之路。它首先来和肛门告别："兄弟，感谢这么多年你承受所有的糟粕和臭气，每天早晨给我带来如释重负的愉悦，现在是时候说再见了。"话音刚落，肛门失守，糟粕胡乱下脱，人开始下利；紧接着阳光离开脾土，中焦完全黑暗，人不再进食；最后一丝元阳来到广阔的上焦，看着这个战斗了几十年的地方，面前是和自己战斗了一辈子的兄弟，不禁潸然泪下："兄弟们，走了，来世还有机会，希望我们还能在一起把酒言欢，对酒当歌。"元神熄灭，所有机能停止了运转，肺脏呼吸不再受控制，胸中后天残阳没了指挥，一个劲冒散，人开始倒气，最后像仲景总结的那样："息高者，死。"

再也看不见她那笑起来像花儿绽放一样的笑容，再也没法和她在饭后手牵着手地散步，再也不能和她一起哭、一起乐、一起拌嘴……现在的她正大口大口地喘气，而且过一会儿就会呼出属于她生命的最后一口气。死亡就是这么残忍，它带走死去的人，却把悲伤永远地留了下来，从来不管活着的人愿不愿意。

不瞒大伙儿，我曾质疑回光返照的意义。既然不给任何弥补的机会和希望，为何要在黑夜来临前安排这一场烟火，难不成就是为了在最后戏耍我们一下吗？难道就是要告诉我们，人生就是一场笑话吗？后来我想明白了——造物者之所以让人在微笑过后离开，也许是为了弥补最初让我们哭着来到这个世界的遗憾；抑或她是想借此告诉我们这些活着的人——人无论过得多艰难、多辛酸，终极的目的应该是快乐而不是悲伤。

不知怎的，我想我爷爷了。

第三十一论

少阴清解——

少阴之名，阳明之实

少阴之名，阳明之实

《伤寒论》云："少阴病，六七日，腹胀，不大便，急下之，宜大承气汤。"

仲景老师说：有的少阴病患者腹胀、不大便、午后潮热、谵语、脉洪数，得用大承气汤急下治之。这个辨证论治的思维倒不难理解，腹胀、便秘、潮热、谵语、脉洪，这是显著的里有实热的大承气汤证，理当以大承气汤下之。可问题是，在天寒地冻、起个燃谷做饭的脾火都相当费劲的少阴病里，怎么会有如此大热之证呢？

没有想到这个问题也就罢了，若一旦开始试着寻思起来，那"为伊消得人憔悴"的日子可就开始了。

清代有个同学把自己反锁在屋里，就干一件事情，那就是冥思苦想这个问题。在经过不知道多少个暗无天日的昼夜后，他披头散发、两眼木讷地走了出来，口中反复念叨着："言以二三日，少阴之但欲寐，至四五日，反变为心中烦不得卧……知非寒也……乃热也。"他这话的意思是，少阴病患者在得病二三日时，是但欲寐的寒证，但到了四五日就有可能会变成心烦火燥的热证。

为什么患者会由湿寒忽然变成燥热呢？他没有说，事实上他也不可能说得上来。一块寒冰瞬间变成一团烈火，这俨然已经是借助巫术来解释中医了。让人难过的是，就是如此荒唐的言语竟也有不少人相信，而且那些信徒还衍生出所谓的邪从热化、邪从寒化的理论。苍天，怎么会有人单纯到这般可爱的田地？

小水牛，你别顾着在一旁傻乐呀，有本事倒说说少阴寒病里为何有大承气汤证呀？

哈哈，不好意思，我也回答不上来，因为这问题本身就是一个没有答案的伪命题。什么意思呢？意思是这里的实热急下证和少阴寒病压根没有关系，因而也就无所谓证明它们之间的从属关系。就好比"迈阿密在中国的什么地方"这个问题是没法回答的，因为迈阿密压根就不在中国，而在美国。

人一旦陷入这种找不到答案的问题，就好像走进了一条没有尽头的路，如果不尽早清醒逃脱，最终注定会累死在途中。我是无数次在累死的中途醒过来的人，因而我深切地知道其中滋味。大伙儿以后要是遇到这种问题，一定要趁早醒悟过来。如果一直思索一个问题苦苦不得解，一定要回过头看看问题本身是否成立。

少阴寒病患者，随着其肾中寒水不断欺凌于上，其体内萎靡的阳火会一步步走向熄灭的终点。哪怕在这期间可能有焕发出重生的希望，也不可能无缘无故就变成燎原大火，所以这里的实热急下证并不属于少阴寒病。那它到底是什么病呢？

阳明热病，确切地说，是阳明燥火烧到少阴肾脏的表现。

对此，黄元御老师在《伤寒说意》中是这么说的："少阴寒水之藏，无始病湿寒、忽变燥热之理，此阳明之燥伤及少阴者也。"我们在阳明篇说过，阳火与宿食、粪便在中土结成实热后，会不断壮大旺盛，最终会像太阳一样将热火照耀到四面八方，造成上下皆热、"五脏俱焚"。由于少阴肾脏处在最下之位，因此当在上的实火烧及少阴时，便说明热邪充斥了上下中间，已无所不到。

仲景刚刚提到的少阴承气证，其实就是指阳明之火烧至少阴时的情况。因此，这个证本质上就属于阳明热病，只不过火已伤及少阴，被列入少阴篇。正如《伤寒悬解》所言："少阴三承气证，即是阳明急下三证，以其伤在少阴，故又列之少阴篇，实非少阴之本病也。"

《素问·上古天真论》云："肾者主水，受五脏六腑之精而藏之。"肾水是五脏六腑藏阴的根本，倘若连它都开始受到阳火的燔灼，那么其他地方的津液铁定早已饱经煎熬，因此当阳明胃火蔓延至少阴肾脏时，患者体内燥热的情况会是相当严峻的，口燥咽干、大便不通、潮热、腹胀、心下痛等火旺水涸之象亦会是异常明显的。

不远千里来到下焦的胃火，除了烧灼肾水外，还会做一件非常歹毒可怕的事情——逼迫津水下脱而出。

我们都知道，因为火本性炎上，胃火在形成之初只会一心逆升于上，并不会溜达到下面去。只有当中焦的燥屎太过壅实和上焦被阳热完全充斥后，无路可升炎的阳气才会一点点往下蓄积。满盈在里的胃火被迫来到肾脏后，自然少不了烧灼肾水，但这并不是它的梦想，它最渴望的事情是挣脱束缚，逃散于外。因此，郁积在内、无处莫逃的胃火会拼命胁迫津水破门而出，患者见"下利清水"。由于谷渣粪便太过燥结未能一同而下，因此下利的只有津水而无谷渣，其色纯清并无谷色，如程应旄老师所言："自利清水无谷渣，色纯青，并无谷色，谷留故也。"

当患者下利清水时，我们可就得打起十二分精神了，因为宝贵的肾水正在白白地流脱，而且眼看就会走向干涸。若肾水彻底涸竭，那么五脏之阴皆亡，寿元会再一次成为"孤家寡人"，然后在邪火的簇拥下，走向不归路，人独阳而仙，很快就会变成吕洞宾的门生。

那么我们该怎么做呢？道理在阳明篇都聊过，咱得趁残阴未绝，赶紧用大承气汤将那残暴不仁、四处作恶的胃中热邪给清除掉。热邪即除，余下的肾水不再受到阳热的烧灼和逼迫，则能够得以保全，此即为"急下存阴"之道。因而仲景说："少阴病，自利清水，色纯清，心下必痛，口干燥者，急下之，宜大承气汤。"

小水牛曾想过要把这个少阴急下证搬到阳明篇，因为那样说起来顺理成章、一气呵成，届时定是说者顺意、听者顺心。后来琢磨了一番，发现仲景的安排也蛮巧妙。当初聊阳明实热，聊到热极阴竭时，他告诉我们这个世间还有阳明虚寒证；如今聊少阴虚寒证，聊到寒极阳亡时，他又告诉我们这个世间还有少阴实热急下证。如此热极返寒、寒极回热的安排，倒有几分春夏秋冬的往来，阴阳寒热交替的变化之美。

厥阴篇

第三十二论

厥阴病——

郁木怒冲，雪山爆发

时间来到这里，大家对厥阴病已经好奇到心痒痒了吧？人从太阴病寒到少阴病，再到回光返照，甚至已经听上唢呐了，这同属三阴病的厥阴病还没出场，这到底是怎样的一种病呀？

如果用一句话来概括，那么可以这么说——厥阴病是阴盛寒病的一个奇迹。

大多数阴盛寒病患者在患了风寒后都会像我们过去说的那样，一路从轻至重"寒"到底，但这其中有一小部分人，寒着寒着到了某一夜会突然转暖——原本手脚冰冷、疲乏困倦，眼看生命炉火一个劲走向熄灭的人，睡了一觉后，会突然手脚变暖，有了精神，炉火一下烧旺了起来。有的人甚至就这样一点点痊愈，恢复了健康。为什么会有这么奇怪的事情呢？

这还得从厥阴肝木说起。

《四圣心源》曰："木生于水而长于土，水寒则生气不旺，而湿土郁陷，又复遏其发育之急，生长之意不遂，怒而生风，愈欲疏泄。"

我们在太阴病篇说过，在人体这方日益寒冷的世界里，有一团特立独行的火反其道而行，越烧越旺，这团火就是郁陷的肝木之火。由于被湿土挡住去路，木气只能在土下郁积，越郁越旺，遂怒而往下冲，人因此病下利。如果郁陷的木气很旺，还会郁久化火，那火有时候大得非得用白头翁先灭了不可。

不知道大家有没有想过，受郁的木气既然有本事郁而化火，为什么甘心一直为脾湿所郁，为什么甘心一直往下疏泄，难道就不能争口气突破脾湿的束缚，一飞冲天吗？

其实肝木做梦都没有放弃过这个念想。作为"阳"的传人，木气本性好升恶降，它是做梦都盼望成为翱翔的巨龙，而且它也从没有放弃过努力。每一次"怒而生风"时，郁极而发的木气都会首先对脾湿发起冲击，只不过在一番激烈撞击后，木气总是失败了，最后只能灰溜溜地往下去。

这也怪不了木气，"横扫天下邪与恶，一泻君子千古恨"，说起来简单，做起来真不容易。一来水寒土湿，阴寒势力实在强盛；二来只要每经历一次失败就会挫伤斗争的力量。随着木气不断下利而去，木气这股抗争的力量会逐渐衰减，扳倒脾湿的希望也就逐渐渺茫。所以想要摧毁黑暗，破土而出，实在不是一件容易的事情。

不过凡事只要肯坚持，总会有机会。你看，在一个重要的日子里，一位重要的朋友就为木气带来了胜利的种子。

郁木怒冲，雪山爆发

《伤寒悬解》云："伤寒传经，一日太阳，二日阳明，三日少阳，四日太阴，五日少阴，六日厥阴。"

风寒只需要六日就能传遍六经，而这最后的第六日对于志在成就非凡事业的厥阴肝木来说，就是极为关键的一日。伤寒六日，从皮毛而来的风寒外邪会杀到厥阴经的面前，厥阴肝经一下子就被掐紧，自此木中阳火就少了一条从经而散的路，因而便更多地郁留在了肝里。所以当时间来到第六日，肝脏中的郁火会陡然增加许多，其抗争的力量会达到前所未有的强大。

如果这样还是未能破土而上，那么木气你只能认命了，你真的没有这个实力，只能接受水寒土湿木郁这个格局，直到天寒地冻，阴魄徒存。

木气说：谁说我不行，且看我表演！

只见压抑许久的肝木铆足了包括委屈、压抑在内的所有力量，对凝滞在脾土的水湿阴邪发起了绝命总攻。胜利的号角这回终于在美丽的东方响了起来，只见热烈的肝热成功融化了脾湿，并突破重围，一举怒冲于上。这时人会感受到体内有一股强大的热气上冲于心，心中疼热不已；由于大量郁热的木阳在一瞬间得以释放并争先恐后地升散于外，患者四肢会退去厥冷，一下子变得发热；风动火炎，在上的肺津受火的烧灼而枯燥，于是患者消渴难耐。

原本下利厥冷的患者在经过一番"气上冲心、心中疼热"后，变成了消渴发热，这个过程就好似沉寂的岩浆挣破积雪迸发而出，让一座雪山瞬间变成火山一般。

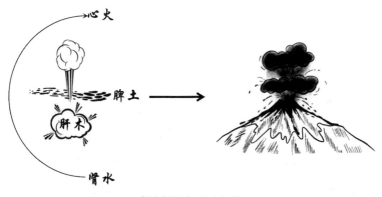

郁木怒冲与火山爆发

不是小水牛王婆卖瓜，把郁木怒冲的过程和火山爆发联系在一起，单凭这个比喻小水牛就该得到一个大大的奖项（哈哈）。

木气郁而未发时，水湿如同覆盖在山顶的皑皑白雪，凝结在脾土，人厥冷、下利，一副阴盛阳衰之寒象；木气郁而怒发时，怒冲的木气如同骤然迸发的岩浆，直冲天际。一时之间，整个天空都被烧得通红，人发热而消渴。郁木怒冲之势如同火山爆发般迅疾而凶猛，所以"消渴、气上冲心、心中疼热"之病势极其迅猛，这种迅猛之势甚至会让人产生如临危境、危困欲死的错觉。

当郁木成功破土直上，当火山迎来爆发时，人就会在太阴病至少阴病这条路上走出来，迈向另外一条路，这条路的名字就叫"厥阴病"。

不过厥阴病可不是火山爆发这般简单，事情这才刚刚开始。

当人们还在顾着欣赏上焦璀璨烟火的美丽时，寒冷的肾水已经在下焦悄无声息地完成了一件事情——当肝木狂奔郁上后，本就寒冷的肾水随即便蒸淫而上跑到中焦，将刚被郁木冲开的脾土重新用寒湿之气填补起来。大家没有看错，当肝木挣脱脾土上腾后，下焦的寒水便马上把脾土重新堵住。

与此同时，右路的肺胃收敛机制也在悄悄地将上焦阳火往下收敛。由于水寒土湿，胃腑从头到尾都被寒湿凝阻住（脾土好歹还有突然畅通的时候）。因为肺胃整条收敛之路是不畅通的，所以整个收敛机制也是不正常的。不过肺胃虽然收敛失政，但它们也还是会努力地将爆散到上焦的阳火一点点往下收，只是效率不那么高而已。由于另一边的脾土被重新封住了，被肺胃收下来的阳火并不能重新升于上，因此此时中下焦就像《西游记》里面那个可以收兵器和妖怪的后天袋子一样，一直把上焦的阳火往里装。

问大家一个问题，中下焦这个后天袋子需要多长时间才能把"火山爆发"冲散出来的阳热给完全收回下焦？

时间可能比你们想得要久一些，肺胃需要五六天才能把火山爆发出来的阳热给收回下焦。

当肺胃完成"收阳"的任务后，上焦便再次恢复"安静"，四肢也再次因为缺少阳气的温煦而变得厥冷。

秋去冬来，新雪将地里的阳气覆盖住，这些阳气一点点地来到土下，一点点地在肝脏中聚集。当肝木经历一大段时间的潜伏（这个时间也长达五六天），便再一次于沉默中爆发，人再一次发热……

这就是厥阴病整个的发展过程，木气郁而怒冲，冲完后阳气一点点往下收，一点点归于平静，然后又重新一点点在下蓄积力量，继而再怒而上冲。

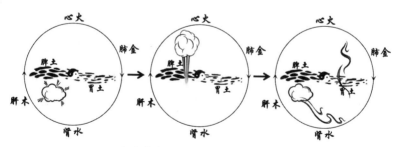

郁木未发→郁木怒冲→郁木再成

说到这里，有的人可能会说：小水牛，我暂且可以不管这个病是否会这样循环下去，虽然对此也很好奇，但我更好奇这个病该怎么治呀？这可是一个动态变化的病，这要从哪里下手呀？

厥热胜复，分而为二

说到治疗就有点困难了，要知道就连伤寒巨子柯琴老师都说过"厥阴最难治"（《伤寒来苏集》）。厥阴病之所以难治，究其原因就是厥阴病是一个动态变化的过程，其中任何一个时刻的状态可以说都是独一无二的。从直观看，我们需要想办法将所有状态都揪出来，再逐一击破，可是这样估计忙到焦头烂额都忙不出个子丑寅卯。怎么办呢？

其实只要我们将厥阴病浓缩总结一下，解决办法一下子就会出现，怎么浓缩总结？

如果将脾、胃、肝、湿、火这些东西全部返璞归真为阴阳二气，就会很容易看出：厥阴病其实跟少阳病很像，它也是一场阴与阳的大战，一场关于散与收的大战。

阴欲收，阳欲散。一开始阴将阳死死地按在身下，阴在人体大行收敛之令，人发厥冷；继而阳奋起从阴里挣脱而出，这时换成阳在人体大行发散之政，人发大热；紧接着阴又一点点收阳，直到把阳再关到里面；被强行关住的阳卧薪尝胆，怒不可遏，又破阴而出；阴不服，再收……

大家看，这就是阴与阳的大战，整个过程就是阴阳双方在人体内轮流占据上风，将对方遏制住的战役。厥阴病的本质就是阴阳不相融合，不相顺接，各自占据地盘，轮流主事，用仲景老师的话说就是"凡厥者，阴阳不相顺接，便为厥"。

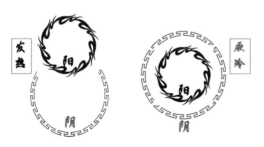

阳散发热，阴藏则厥

看透这点，事情就好办了。厥阴病虽然是动态变化的，但从整体来看就分为两大状态：一是阴占上风，阴暂时牢牢把阳封住，此时体表缺阳，人表现为"发厥"；二是阳占上风，阳暂时从阴中散出，此时体表得阳，人表现为"发热"。

如同一日之间每个刹那各不相同，但无非分为黑夜与白天一样，动态变化的厥阴病无非就分为阴胜（发厥）与阳胜（发热）。如果还用火山来比喻的话，那么厥阴病其实就分为火山沉寂期和火山爆发期。厥阴病就是这么爆发几天，再沉寂几天，如此轮流下去。

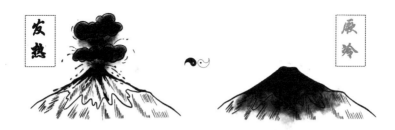

爆发沉寂，交替有时

所以治疗厥阴病，我们只需要化一为二，分别来对付火山沉寂期与火山爆发期，便能融黑白于混沌，化干戈为玉帛！

乌梅丸——

人会越来越脏

厥阴病绝大多数都是在"火山爆发"时才为人所发现，也为人所害怕，因为那种状态既明显又凶恶。本着喜欢热闹的原则，我们就先来看看患者阳动发热、火山爆发的情况。

饥而不欲食，食则吐蛔

大地在一声怒吼后开始颤动起来，大量阳热往上直冲，人心中疼热、消渴欲饮、发热汗出。看到厥阴热气外腾的这般情境，很多人会误以为这是阳明实热证，然后便想用承气诸汤攻下。

我们说过，当肝火冲上去后，水湿随即就会将中土封住，所以患者中土是没有一点阳热实邪的，这时用攻下之法只会伤害脾胃之阳。下伤中气，阳败脾陷，水谷不化，人会下利不止，所以这种情况严禁用下法，就像仲景老师说的："下之利不止。"

话说回来，同样会发大热，怎么知道人是厥阴病还是阳明病呢？

判断的线索有很多，最明显的一点是食欲不同。阳明实热证，人胃中充满烧谷之阳，食欲旺盛，会像饕餮一样吃个没完。而厥阴发热证，人水寒土湿，虚弱的脾阳无法正常磨化谷物，人空有一张饮食的嘴，却怎么也没有胃口。另外，厥阴病患者不想吃饭的情况还很特别。一般情况下，脾阳衰败之人，勉强吞咽一些食物，会因为食物不被磨化，宿停在胃中而感觉肚子饱胀，即"不想吃，一吃就饱"，太阴理中丸证就是这样子。但厥阴病患者，虽然不想吃饭，可是却会饿，勉强吃一点填肚子，过一会儿就饿，但这人却从不会因为饿而对食物产生任何欲望，这便是传说中的"饥而不欲食"。

是不是很奇怪，同样是水寒阳败，食物入胃后应当都会停滞在腹中，人应该都是肚子饱胀的呀，为什么会饿呢？

事情是这样的，食物被吃进肚子后，虽然没有等来旺盛的脾阳，但却等来了一群小动物，这群小家伙"闻食嗅出"，吧唧吧唧就把食物给消灭了。

从没有人会要求动物必须静悄悄地坐在那吃饭，它们在进食时可以肆无忌惮地嘬唇作响，以表达对美食发自内心的喜欢。我想人们的内心是极度羡慕这种吃饭自由的，不然无法解释为什么总有人在一头正嚼着青草的山羊面前，忘乎所以，笑得像个孩子。不过，厥阴病患者体内这群小动物进食的画面，想必各位不愿意看到，因为这群小动物是一条条细长、蠕动、恶心的蛔虫。

提到蛔虫，首先得来弄明白一个问题——人的体内为什么会有蛔虫？

彭子益老师在《圆运动的古中医学》中是这么说的："虫乃人身肝木阳气化生而成。土湿木郁，然后虫生。"他老人家认为蛔虫是由人身郁陷之木气所生。这观点自然不会是正确的，因为按这个逻辑会得到一个很吓人的结论——蛔虫的母亲是人类本身。这样一来，我们岂不都成了一条大蛔虫？事实上，科学家已经证实——人体内的蛔虫由外界环境中的虫卵发育生长而成。一条雌性成年蛔虫一天可以产下20万个虫卵，这些虫卵依附在空气、食物、水中进入人体，接着孵化成蛔虫。

　　因为近乎疯狂的繁殖力，虫卵在环境中几乎无处不在，而我们在生活中总会接触并食入虫卵，这几乎很难避免。不过大家（尤其是有洁癖的朋友）不用过分担心，虫卵并不能轻易在我们体内筑巢安家，毕竟它孵化和发育所需要的环境是很特殊的。

　　《四圣心源》云："凡物湿而得温，覆盖不发，则郁蒸而虫化，或热或寒，不能生也。故虫不生于寒冰热火之中，而独生于湿木者，以木得五行之温气也。"

　　蛔虫只喜欢也只能在又湿又温的环境中生活，或热或寒皆不能生，因而在大热阳明病和大寒少阴病中都没有出现过它的踪迹。事实上，蛔虫只有在土湿木郁患者体内，那遇湿化热的肝脏里才能活下去。土湿木陷，水火不得相交，木之温气和土之湿气纠结在一块儿，这才形成了适合蛔虫生存的湿温环境，所以自古就有"木郁则蠹生，肝郁则虫生"之说。

　　在厥阴病火山未发前，患者体内温热的肝木一直被湿土覆盖在下，这就营造了一个湿温环境，所以在火山未发前，蛔虫会疯狂地在湿木内大量繁衍蛰伏。当人进食的时候，它们便一涌而出，奋力抢夺食物，人吃下的半个馒头，一会儿就被它们消灭，吃饱后它们又回到湿木睡觉。有吃有喝还有窝，不得不感慨，我的生活都没这些小虫舒坦呀。

　　在郁火未暴动时，郁木的环境比较稳定，蛔虫就这样吃饱睡、睡饱吃。那么当火山爆发、时局变得动荡不安后，这些蛔虫会何去何从呢？

　　《伤寒悬解》云："蛔虫在内，令病者有时静，而复有时烦也。

所以然者，此因脏寒不能安蛔，蛔虫避寒就温，上入其膈，故烦。蛔虫得温而安，须臾复止。"

郁陷的肝木之阳统统冲于上，温暖的肝脏一下子就变得寒冷，这样一来，怕冷恶凉的蛔虫就没法继续在肝脏里待着了。可以安家乐业，谁也不愿颠沛流离，蛔虫无奈只能打包行李举家搬离了肝脏。说来也蛮幸运，蛔虫很快便发现温暖的膈上也挺适宜立足，遂"上入其膈"。初来乍到的蛔虫胡乱走动，搅得膈上的心神烦乱不安，因此人觉心烦；没过一会儿，蛔虫适应了新环境，纷纷安静下来后，心神重归安定，人则又不烦。可是没过一阵子，人又突然烦躁起来，这是怎么回事呀？没什么大事情，只是又到了开饭的时间而已。

甭管情不情愿，人再次进食了。啥事不干就等着吃饭的蛔虫，一嗅到饭菜香味便着了魔似地往胃腑方向赶去，这一走动便又扰乱了心神，所以人在饭后会觉得烦。相比接下来会发生的事情，心烦这事可以说一点都不要紧，或者说一点都不恶心。温馨提示：如果你正好在大快朵颐，那请先离开，吃饱消化完再回来，不然等会儿吐一地别怪我哦。

由于胃寒不能消纳，水谷入胃后令胃腑更为壅塞，上焦闹腾的阳火更难下行，于是纷纷上冲，人遂病呕吐。呕吐一直都自带"人传人"的特性，看到旁人呕吐，自己的喉咙就会条件反射地难受。这种难受，一般情况下是可以控制的。但要是亲眼看到厥阴发热患者呕吐，估计任何人都会马上跟着呕，因为那画面糟糕透了。

我们说了，食物入胃后，蛔虫嗅到气味会马上赶来，而由于胃气反逆的缘故，食物还没等被蛔虫分食干净便会上呕而出，所以沉浸在狼吞虎咽当中的蛔虫会随食物呕吐而出。大家没有看错，正如仲景描述的那样："蛔闻食臭而出，其人当自吐蛔。"蛔虫和食物会一同从口腔呕吐而出。不知道各位看官作何感受，反正小水牛是不敢仔细多瞧，一想到那密密麻麻的虫子从口中爬出来，在肉糜中钻来钻去，天啊，不行，我得去吐一会儿……

平复一下心情，喝杯水润润喉。我们加上蛔虫，再来顺一顺火山爆发这个过程。

水湿凝阻在中焦，温暖的木气未能腾达于天际，转而下陷至地渊，人厥冷而下利；木气中郁，生意盘塞，腐蛊朽烂，千载难逢的湿温环境让蛔虫大量繁殖和生长；阳郁内盛，本性升发的木气终究挣脱束缚，怒冲而上，人气上冲心、心中疼热，风火烧灼津液，人生消渴；阳气升散，温暖的肝脏突然变得寒冷，蛔虫避寒就温，遂跑到膈上去取暖。蛔虫入膈之初，扰乱不安，人觉烦躁；安定下来后，人恢复平静。由于水寒土湿，脾阳磨谷蒸水之力萎靡，人不欲饮食；膈上的蛔虫嗅食而动，这一动又扰乱心神，故食后烦躁；水谷虽难被脾阳磨化，可在蛔虫的狼吞虎咽下，很快也就消失殆尽，胃腑空虚，人感饥饿，这就形成了"饥而不欲食"之症；土湿凝滞的胃土在受纳水谷后变得更加壅滞，胃气因而越加上逆，以至诱发呕吐，所以人"得食而呕"，由于蛔虫正穿梭在美食当中，所以"当自吐蛔"。

总结来看，火山爆发后，人会"气上冲心""心中疼热""消渴""饥而不欲食""烦，须臾复止""得食而呕，又烦者，蛔闻食臭出""其人当自吐蛔"。

这么多症状，又烦、又止的，一不小心就会乱成一锅粥。可是在我们慢条斯理的分析下，是不是逻辑严谨，条理分明，甚至还有点形象生动。是不是忍不住要感慨——小水牛，你真帅，哈哈。

有的人可能会说：现在我不关心什么"气上冲心"、什么"心中疼热""消渴"，因为我实在容忍不了蛔虫在我的身体里走街串巷，更接受不了它们从我的嘴巴里爬进爬出，我要先集中精力彻底干掉这群恶心的家伙，可以吗？

乌梅丸的智慧——温水煮青蛙

换作是以前，单独针对某方面来施治是绝不被允许的，因为这么做很容易偏离整体思维，落入头疼治头的怪圈。但在这里却可以，因为在中医思维里，治虫和治病有着共同的目标，那就是将体内混乱的环境恢复成原来和谐、干净的模样。

我们说了，蛔虫只能在湿温的环境下才能生存下去，所以治疗蛔虫的思路很明确，就是把内在环境恢复干净、和谐，让其找不到一丁点湿温的地方，蛔虫自然就活不成了。治蛔虫本质上和治蟑螂没有什么区别，都是要把环境搞干净，把什么湿纸皮、什么瓶瓶罐罐清掉，卫生清洁了，蟑螂自然消失得无影无踪。更偏激地说，我们压根就可以把蛔虫放一边，专注于把圆运动调成和谐的模样，把厥阴发热证治好，蛔虫自当手到擒来。所以治虫和治病是一回事。

话又说回来，我们该怎么治疗厥阴发热证，怎么把火山爆发后造成的混乱局面变和谐呢？

其实并不难，各位请看：下焦寒水蔓延，中土阴湿遍布，上焦燥火肆虐。这其实就是水寒土湿火逆之象，与黄连汤证、吴茱萸汤证一样，都属于虚伪的热病。只不过这里上焦的热不是从右路一点点逆炎而成，而是从左路一轰而上，所以更为旺盛一点而已。

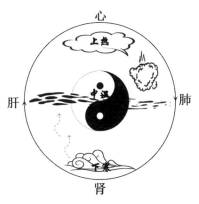

厥阴发热吐蛔证之病态

因此，治疗厥阴发热证的思路并不陌生，暖水燥土清火就行，让水暖得升，土燥可运，火清能降，则能让不相顺接的阴阳重新走向融合，让对立的局面走向和谐。具体怎么做呢？请用最热烈的掌声有请"神之一手"（小水牛认为，这或许是《伤寒论》中最具智慧的一张方）——乌梅丸。

乌梅丸

乌梅三百枚；细辛六两；干姜十两；人参六两；桂枝六两；当归四两；蜀椒四两，去目；附子六两，炮；黄连一斤；黄柏六两。

上十味，异捣筛，合治之。以苦酒渍乌梅一宿，去核，蒸之五升米下，饭熟，捣成泥，合药令均；内臼中，与蜜杵二千下，丸如梧桐子大。先食饮服十丸，日三服，稍加至二十丸。禁生冷、滑物、臭食等。

人参补中培土，干姜、细辛温土降逆，三者合力燥除土湿，令中土恢复运转；蜀椒、附子补阳暖水，桂枝升达郁木，三药扶下陷之清阳，让肾水重回温暖，令阴升达而上交于阳；黄连、黄柏清泻相火，当归、乌梅滋木敛风，四物共清上逆之浊热，让心火再得清凉，令阳潜收而下交于阴。

火清阳收则发热之根顿除，水暖阴升则发厥之根随去，中土运转如常，则阴阳升降交融，不复厥热往来。集燥土、暖水、清火于一身的乌梅丸让水火相交，阴阳平和，寒热无偏，就这样将患者从寒热错杂的病态拉回到了健康的常态。

《四圣心源》云："肝升而胆降，火清而水暖，木气温畅，故蛊蛔不生，以其土运而木荣也。"让患者回归到中土健运、火清水暖、肝升胆降、木气畅荣的健康状态，蛔虫从此找不到一处湿温可活之地，则自当彻底消失。

这就是乌梅丸对付蛔虫的核心思路——治环境以治虫。

大家可不要以为乌梅丸就这么简单，它可以说是把治虫这件事情做到了极致。

先来说一件奇怪而又有意思的事情。《伤寒全生集》有言："治蛔不可用甘草甜物，盖蛔得甘则动于上。"从古至今，医家在治疗蛔虫病这事上，几乎达成了一个共识，那就是尽量不用甘草这类甘甜之物。因为甘甜之物能给蛔虫的生长提供营养。蛔虫一吃饱，活力加强，精力旺盛，闲来没事就会乱跑乱动，这样会给治疗增添很多困难。

仲景先生倒也没有下甘草，可他老人家却蒸了一大锅香喷喷的米饭（见乌梅丸下边的医嘱），怕不够甘甜美味，还往里加了蜜，然后以此为辅料做成了乌梅丸。这就有点奇怪了，别人是不用甘甜之物，尽量让蛔虫挨饿，而看仲景这架势是怕蛔虫吃不饱、吃不好呀？

医圣这锅拌了蜜的米饭盛宴还真就是为蛔虫准备的，而且真不担心蛔虫吃饱喝足撒野，就怕它不来吃，因为这从天而降的美食是医圣精心设计好的陷阱。我们都知道，蛔虫在我们体内可以走来窜去，它们并不会集中在一个地方等着被屠杀，如果要一个地方一个地方地找它们，那很麻烦。为此，仲景安排了这一顿盛宴——蛔虫并不懂"天下没有免费午餐"的道理，闻到如此美味，那都跟疯了一样，拼命往胃腑跑。如此一来，我们就不用费心进行地毯式搜索了，蛔虫闻着饭香屁颠屁颠地跑到胃里集合，这样目标便全都暴露在咱跟前，我们因此也就得到了对它们一网打击的机会。

小水牛，用诱饵迷惑、诱骗敌人，使之误入我方圈套，这可是三十六计中"抛砖引玉"之计呀。我特别好奇，医圣接着是怎样对付这些掉进陷阱里的贪食虫的呀？

方法有点儿"下九流"，只见蛔虫吃着吃着纷纷昏倒，因为医圣往它们的饭菜中下了点专门为蛔虫而设的"蒙汗药"——乌梅。《本草备要》曰："虫得酸则伏，仲景有蛔厥乌梅丸。"蛔虫有一特性，遇见酸味之物就会像喝了蒙汗药一样，马上变得安伏。乌梅拥有极强的酸味，除了敛收风木外，在乌梅丸中最主要的任务就是让蛔虫伏倒。为恐酸味不足以伏虫，仲景老师还特意把乌梅放在苦酒（即酸醋）中浸泡了整整一夜。误入美食陷阱，边吃边睡，等到醒来后，蛔虫早已随食物残渣由胃腑经肠道排出体外了。躺在粪球上的蛔虫，一拍脑袋这才明白中了计，可一切为时晚矣。

另外，虽然没有对蛔虫采取极端屠杀的手段，可乌梅丸将人调整成健康状态的过程中，毕竟会破坏蛔虫赖以生存的湿温环境，因此乌梅丸在发挥作用的时候，必然会让体内的蛔虫感到生命受到了威胁。这种家破人亡的威胁如果特别强烈，那蛔虫定会异常窜动，急了跳墙什么事都可以做得出来。若是因此穿破了脏腑，咬断了经络，那后果不堪设想。为了避免如此悲剧的发生，仲景采用了一种类似温水煮青蛙的策略，将药制成药性缓和、药效持久的丸剂，尽量减缓药物破坏湿温环境的力度，尽可能让蛔虫察觉不到威胁，乖乖就范。仲景老师叮嘱我们要"先食饮服十丸，日三服，稍加至二十丸"，也是怕药一开始下得太重，对蛔虫造成太大刺激。

用米饭、白蜜为诱饵将全身的蛔虫统统吸引到胃腑，用乌梅让其伏倒昏迷，用缓和、持久的药丸减少对蛔虫的刺激，避免它们垂死挣扎。在神不知鬼不觉中，蛔虫很"听话"地随食物消化进入肠道，最后随粪便而出，等到醒来的时候，人已恢复到"火清而水暖，木气温畅"的健康之状态，蛔虫再也没法回到人体内安居乐业、吃香喝辣了。

嘴上说着不对付蛔虫，却把治虫这事做得如此完美，更夸张的是，在"蒙汗药"药效消失的时候，如果排到粪坑里的蛔虫都能醒过来，那我们算造就了不杀一虫，却让体内彻底无虫的"神迹"。

夸张吧？乌梅丸蕴藏的智慧就是这么夸张，而且还远不止于此（剩下的待下一论揭晓）。

人会越来越脏

借着蛔虫，小水牛接下来想说一个比较特别的问题。

刚刚大家急着想把蛔虫赶尽杀绝，缘由应该不在于恶心，而在于愤怒吧？大伙内心是不是在想：我可以拔下大象的牙齿来当装饰品，可以切下鲨鱼的鳍翅来做盘中餐，可以随意玩弄曾经一统江湖的恐龙骨架，蛔虫这小厮竟敢跑到我的体内造次？灭掉你还不是易如反掌的事情？

当年透过显微镜观察到致病细菌、真菌、寄生虫的科学家也是这么想的，可事实一次又一次说明，要灭掉这些"微不足道"的生物还真不容易。抗生素、干扰素一下，细菌、真菌确实会一大片一大片地死去，但时常总有漏网之鱼得以生还，这些幸存者利用疯狂的繁殖能力，很快就会在原地重新拉起一支强大的队伍。即便科学家抱着要让病菌全军覆没的决心，狠心扔下了大量杀菌药物，可细菌还没等被杀完，就产生了耐药性，变成了"超级细菌"。很显然，用屠杀、暴力手段，几乎杀不死细菌，只会让其越变越强。

问题来了，细菌能够产生耐药性，那会不会产生"耐环境性"？

我们中医确实不直接屠杀微生物，而是用调节环境的方法破坏微生物适宜的生存环境，从而达到杀灭的效果。那么在这个过程中，这些微生物会不会像产生耐药性一样，产生适应新环境的特性呢？

从理论上来看，这是肯定会的，因为耐药性和耐环境性几乎是一回事。所谓的耐药性就是微生物原来不能在有这个抗生素的环境里生存，后来可以了。那么同样的道理，微生物原来不能在阴阳和谐的环境里生存，慢慢地理应也能适应这个环境。

所以我们治环境以治虫的思路，其实也不能完全消灭掉寄生虫、病菌，治到最后也是可能出现一些虫子能够在和谐、干净的环境里生存下去的。

听起来很可怕，对吧？一些虫能够在健康、和谐的身体里生活，这还怎么消灭它呀？

嘿，到这时就不用消灭它了，因为它已经成为我们的"朋友"。它跟我们人一样生活在健康、和谐的环境里，它便有义务帮助我们维持这个环境的稳定。一旦这个环境遭到破坏，它会跟人同步难受，它会尽自己所能来恢复环境，从而让自己舒服，因而它们便具有了修复身体的作用。小水牛愚钝，我认为人体内的益生菌、噬菌体等有益的微生物就是这么来的。我甚至认为，人类身体的进化史就是人类对微生物的驯化史。大家可能不知道，一个普通成年人体内有 1.4 ～ 2.3kg 的微生物（美国《大众科学》），这其中就包括了大量有益人体健康的微生物。

"妄想通过暴力手段消灭所有仇敌，以实现天下无敌"的想法是注定会失败的。直到现在，人类都没有办法可以直接消灭任意一种病毒，就连最普通的流感病毒，最后都是靠人体自身免疫力来抵抗的。暴力永无出路的道理，实在太明显了。

或许我们真的应该放下早已血迹斑斑的屠刀，走向另外一条光明大道——琢磨如何"化敌为友"，让微生物与我们的身体和谐相处。我相信，这个选择极有可能会让我们在现代医学上，完成对西方国家的弯道超车。凭他们几百年一路屠杀、掠夺的历史，他们一时半会儿是无法接受这种思想的，但这恰恰最符合我们中国人骨子里的精神。

我们的圣人一直以来就是这样教育我们的。孔子说做人得秉持"仁爱之道"，墨子告诉我们要"兼爱非攻"。老子讲的则更加明了直接，他说：一个真正无敌的人，不需要依靠任何外在武力来保卫自己，他就是身着葛布单衣，骑着一头小青牛，也可以在遍布犀牛、老虎的野外，以及兵马交接、打得热火朝天的战场来去自由，并且毫发无伤。因为犀牛、老虎的尖角触不到他，利爪抓不到他，士兵的刀也砍不到他，因为世间万事都与他为友，都与之和谐（路行不遇兕虎，入军不被甲兵；兕无所投其角，虎无所措其爪，兵无所容其刃）。

随着身体与微生物不断和谐、不断融合，人体内的菌类将越来越丰富，从这个角度看，人会越来越脏。这不禁让我想到了林语堂先生的一句话:"其实人类退化的信号,倒不在乎龌龊,而却恰恰在乎畏惧龌龊。"

多么伟大的一句话呀!

第三十四论

厥阴厥冷证——

仙人站在山前

身披金甲圣衣，脚踏七色祥云，深入险境救苦救难，完事俘获一位绝世美人而去，这是人们心目中盖世英雄的样子，也是许多孩子梦想有朝一日能够成为的样子。但小水牛觉得，有一种人是在这般英雄之上的，这种人忧在未萌，观察入微，能够提前预知祸乱的发生，并在轻而易举将恶果的种子掐死在土壤后，转头就潇洒离开。这种人所到之处风平浪静，鸟语花香，但却从不带走一点赞美。

火山爆发后，我们已在万众瞩目下过了一把英雄瘾，今天回到火山爆发前，咱们来当一回将灾难扼杀于苗头的人。我相信大伙儿会迷上这里边的睿智、洒脱与非凡。

辛温发汗，口伤舌烂

当火山爆发、灾难轰轰烈烈降临后，除了一小部分人会指鹿为马，绝大多数还是能一下子知道那是厥阴发热证，毕竟"气上冲心""转厥为热"这些症状都太有特点了。相较之下，火山没爆发，一切还很平静的厥阴厥冷证就太难辨别了。

土湿凝于中，肝木郁遏于下，未能化为心火，人恶寒发冷、精神萎靡、腹痛下利，看起来跟太阴病、少阴病几乎就没有区别。

《黄帝内经》总告诉我们："圣人治未病。"病发了，是个清醒的人都看得出；病未发，要洞察其中玄机，谈何容易呀？

临床上，看到厥冷、下利等一派阴寒之象，十个人该有九个会将这个病看成纯粹的阴盛寒病，然后"正确"地下一堆辛温热燥之药，温里以解表。

大家可能会说：厥冷证患者体内水土也是寒湿，用辛温之药，应该也不会有什么问题吧？

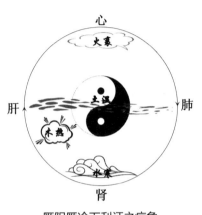

厥阴厥冷下利证之病象

问题可大了，虽说厥冷证水土也寒湿，但那其中可是有一团强盛的郁木之火的。这团火原本就蠢蠢欲动，就等时机成熟便一举往上怒冲。这下可好，受附子、细辛、干姜等大热辛升之药的助力，这些已经急不可耐的木火会立刻像挣脱了封印的魔鬼一样，疯狂地喷涌而上，犹如一行呼呼直蹿的烈火烧灼口舌，烧得人口伤烂赤，如汪琥老师解释的那样："粗工见厥，认以为寒，而反用辛温之药，以强发其汗。辛温皆升，引热上行，必口伤烂赤。"

小水牛，辛温之药会煽动郁阳上行，加速火山的爆发，这个道理我懂。可是大家都发冷，都没有精神，也都拉肚子，我怎么知道他是肝热内郁的厥阴病，还是水寒纯阴的少阴病呀？

这是一个好问题，答案也很丰富。首先可以看饮食，厥冷证患者会"饥不欲食"，原因上一论说了，有一群小动物会来帮忙"消化"。而纯寒患者"饱不欲食"，并不会饿。再者，可以看两个细节——手心和指甲。肝热内郁患者的手足虽然会发冷，但其手心会是热的，其指甲也会是温暖、红色的。而纯寒患者的手心、手背全是冷的，其指甲会是寒冷、青色的（《注解伤寒论》）。

除此之外，还有一个更为精准的方法，那就是号脉。

《四圣心源》曰："左关之大者，肝脾之郁而不升也……肝木主升，肝木不升，生意抑遏而生下热，于是左尺之脉亦大。"厥阴厥冷证患者，体内有众多化热的肝木抑郁在脾土之下，故可见左关肝脉格外浮大，如果肝木下陷至肾，那么左尺也会大。反观少阴患者，全身上下阳气皆虚衰，其脉寸关尺三部定皆为沉细，万无浮大之处。

厥有下法，不得以可为

从手足心温暖、指甲红赤、关脉浮大辨别出患者是郁木成火的厥阴病，知道这是一座将要爆发的火山。接下来，就是今天的重头戏了——该怎么治？

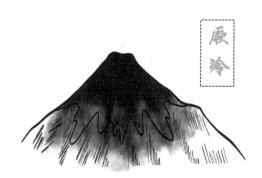

火山欲发，如何是好

在说这个之前，小水牛想跟大家探讨一个有意思的问题——假设你是仙人，你的眼前有一座马上就要爆发的火山，你要怎么解除危机，让山脚下还在睡觉的黎民百姓得以平安？

大家不要乐，对着这么一个怪诞的问题，小水牛真的琢磨出了两个可行的方案。

首先我想到的是，拿一葫芦瓢伸手到地球最北端的北冰洋舀一勺几吨重的冰水，往火山淋（不用奇怪，此时我可是仙人，我有这个能力；而且我想告诉你们，原来当仙人的感觉还真不错，哈哈），让水渗入土壤将山里边的火浇灭。

说一千道一万，山里的火是灾难的源头，直接把它灭了，这山肯定就不会爆发。同样道理，只要把肝中积热给一举清掉，就能解除木郁极而发的危机。那么问题来了，我们可以把肝热先给清掉吗？

"四逆厥之，不可下之"，仲景老师用这八个大字回答了这个问题。厥阴病患者在未发热之前，不可以轻易用寒凉之药清下肝热（发热后好像也不行），因为把肝热一清，人就会变成纯粹的水寒土湿阴病。

小水牛，不对呀，这听起来好像还不错呀？把肝热一清，变成纯寒，接着用纯温之药，不就能把人治好了吗？

思路没有问题，实际操作则不可。因为清下肝热的寒药会重伤阳气，人喝了药很可能变成随时没命的少阴重病，冒这危险不值当，除非万不得已。

《伤寒悬解》云："厥将终而热将作，应当下之，以救营血而息肝风。"如果郁木已经积累到极点，马上就要爆破而上，那么在这个千钧一发的时刻就可以不顾那么多，抢先赶紧清下郁热，撤下这支已经被架在弦上的箭，避免火热怒冲，耗散津血，引发种种险症。简单地说，如果火山眼看马上就要爆发了，那你可以浇水灭火。话说回来，我又怎么知道火山马上要爆发了，难不成这山会提前给我打电话、发消息呀？

这山还真会给你"发消息"。《四圣心源》云："其未发也，心下先悸；至其将发，则脐下悸作。以水寒木郁，则生振摇；枝叶不宁，则悸在心下；根本不安，则悸在脐间。"木热郁极而发前，会在土下先剧烈运动，这时人的肚脐会有强烈的振动。我们都知道，现实生活中的火山爆发前都会先发出地震信号，肚脐振摇可谓人体这个"地震"信号。所以当人根枝摇晃、心脐悸动时，大家就要知道，郁木正在做着最后的热身运动，马上就要倒数点火升空了。这时我们可以抢先用小承气汤（喻嘉言老师的建议）或白虎汤（柯琴老师力荐）清解整装待发的肝热。服药后，患者将会有一种正要发火但怒火却被瞬间抽离的奇妙感。

要注意的是，当人肝火清除，脐下恢复平静后，你得抓紧时间下附子汤或四逆汤，抓紧时间培阳温土，不然人又会陷入另一险地。

乌梅丸再出江湖

在火山即将爆发之际，先行将郁火去掉，不可谓不妙。但这显然就是在刀尖上跳舞，太过危险了。有没有不用这么冒险，更加安全的治疗办法呢？有，这就得从我为仙人想出的第二个对付火山的方案说起。

舀一勺北冰洋的冰水自然可以将火山浇灭，但这太粗鲁，太不智慧，有辱我仙人的名号。相比之下，我太喜欢第二个方案了——拿一把铁锹，小心翼翼地在火山口挖通几个小孔，让里边的郁火一点点往外升。不用暴力清下，反而让火炎升，这么做有什么作用呢？

捡一根树杈叉条大鱼在上面烤着吃呀，用火山的火烤鱼，那味道肯定错不了，哈哈。既然火山里的焰火想要升，那就不妨顺势而为，挖几个小洞让它们一点点释放（注意，千万不能把洞挖太大，要是让岩浆一下子全都喷发出来，那可就糟糕了），等火一点点散尽，那也就解决了火山爆发的危机。

依葫芦画瓢，治疗厥冷证便有了这么一个思路——在中焦湿土挖通几个孔，让土下的郁火缓慢释放，等火散完也就解除了郁木怒冲的威胁。因为我们并不是用寒药暴力清火，所以并不会重伤阳气，不会加重水土寒湿的病情，从而置人险境，后续只需要再用普通的暖水燥土之法即可。那么这个想法是否能够付诸行动呢？可以，因为仲景他老人家就是这么做的，掌声再次请回乌梅丸！

乌梅丸

乌梅三百枚；细辛六两；干姜十两；人参六两；桂枝六两；当归四两；蜀椒四两，去目；附子六两，炮；黄连一斤；黄柏六两。

上十味，异捣筛，合治之。以苦酒渍乌梅一宿，去核，蒸之

五升米下，饭熟，捣成泥，合药令均；内臼中，与蜜杵二千下，丸如梧桐子大。先食饮服十丸，日三服，稍加至二十丸。禁生冷、滑物、臭食等。

想要在脾土上挖几个孔，那么就必须用温热之药燥除一些土湿。可是我们在本论开始的时候就说过，温热之药得谨慎应用，因为一不小心就会把土湿全清了，让火山瞬间提前爆发，令患者口伤烂赤。一方面必须下温阳燥湿之品，以松肝木升腾之道；另一方面又怕温燥之药助纣为虐，让火直冲而上。这该怎么办呢？

只见仲景老师派上了这几味药——人参、干姜培土温中，蜀椒、附子壮阳暖水，桂枝、细辛温散发舒。这六位兄弟拧成一股绳，形成了一股由下至上的温散力量，旨在撬开中焦的湿土，为郁木打通腾达之路。

看到如此多辛温之品一同出现，大伙儿肯定在想，这哪是什么缓缓在土上开洞呀，这分明是想将土湿一锅端了，好让那条被关得着了魔的烈火青龙快点出来危害人间吧？

《伤寒来苏集》有言："加蜜为丸，少与而渐加之，缓以治其本也。"上面这几位仁兄集合在一块，确实有着很强盛的温寒散湿能力，然而当它们被柔润的蜜丸给包裹起来后，力量会立刻变得温柔而和缓。乌梅丸食入胃后，蜀椒、附子这些药物的气味并不会迅速发挥作用，其只能随着药丸的磨化一点点释放出来，进而一点点温燥寒湿。如此一来，便能够在脾土中缓缓燥土祛湿，让脾土一点点变得干燥通利，让郁火缓缓释放。

另外，乌梅丸中滋血敛阳的当归、乌梅可以润燥清风，尽可能清敛郁陷的肝木，避免其受热而怒发。当归、乌梅也可以减缓蜀椒、附子等热药的辛散之性，真可谓一举两得。

最后，乌梅丸中余下的黄连、黄柏能在上焦严阵以待，清解过度炎升的阳热，以保全津液。

只有如此还不够，在乌梅丸缓缓燥土疏木的过程中，我们还要往里注以耐心，遵循"少与而渐加之"的原则，尽量给肝火释放的时间。

温阳燥湿，滋木清风，微泻热火，乌梅丸宛如一位知性的、优秀的心理学者，能够缓缓疏导、平息将欲大发雷霆的青龙内心的怒火，让其退去狂性，变回积极进取的少年。

耐心的等待会让我们迎来一个美妙的结果——当郁陷的肝热在乌梅丸巧妙地疏导下完全得以释放后，我们会发现"精诚所至，寒湿为开"，凝结在中土的魔头寒湿已被清除殆尽，下焦的寒水在耐心的温暖下亦变回了温泉。大伙没有看错，当肝热被疏散到上焦清除掉后，我们也不需要管剩下的寒水湿土了，因为在这个缓慢疏散的过程中，附子、蜀椒等会完成暖水燥土的工作。

中和、下温、上清，在不知不觉中，患者就这么恢复到健康如常的状态。不说大家也明白，患者身上各种不适与隐患也会随之消散不见。

水暖土燥，木静风恬，和如春风的阳气从地而起，进而腾于九天之上，以照耀普天神州，人之体表、四肢退去厥冷重归暖和；土旺木达，清阳不再郁陷而脱，人下利自止；青龙扶摇直上，不会受困于下，自不再暗地蓄积怒火，火山爆发的隐患也就不复存在。

无以言表的伟大

回头来看，仲景治疗整个厥阴病的思路特别有意思——他是化动态为静态。他其实是把人统统变成火山爆发的状态再来治——如果火山已经爆发，那最好，乌梅丸直接就可以清解火山爆发之热；如果火山没爆发，它也可以诱发其爆发（缓慢的升炎实际也是一种爆发），然后再清理其热。而由于他老人家让我们一点点加药量，因此不管这个动态的病进行到哪个阶段，不管你上焦的热是刚爆发还是快收敛完，乌梅丸原理上都能完美地清掉（如果火很少，那就只用一点药就行；如果火很大，药加到后面也能完美对应上）。不管动态变化的厥阴病进行到哪个阶段，只此一剂乌梅丸都能完美地完成治疗，真正做到以不变应万变！关键乌梅丸在忙着诱山爆发、清理山火时，还能完美地给蛔虫下迷药，施展温水煮青蛙的绝技。更为关键的是，对于这般伟大得让人无话可说的乌梅丸，平凡的我们甚至不用懂太多，只要记住"厥阴病用乌梅丸"，就能统统走向完美。

仲景，不要再瞒世人了，请亮出您仙人的身份吧！

厥热胜负论——

阴平阳秘，世界大同

整个厥阴病，实际可以看作是阳气发动的一次革命。被压迫在土下的阳气，如果啥也不干，那么只有两条路：一是被迫下行而亡，二是等着被寒水蚕食掉。为了自救，阳气发出了揭竿而起的绝命呐喊——今亡亦死，举大计亦死，等死，死国可乎？于是拍案而起，挣脱了阴水的压制，原本的权贵阴水哪里受得了如此大逆不道之人，于是起兵镇压。水火就这样有来有回地干了起来……

战争激烈进行的过程和平复的方法，我们已经说了。今天我们来说一下战争的结局——水火就这么打下去，会有什么结果呢？

厥阴取胜，燥冬来临

结果有三种。先讲一种跟当年陈胜、吴广起义同样的结果——落草为寇的阳火在努力一番后，败了，输给了树大根深的阴水。寒冷的阴水重新封堵了脾土，将水寒土湿木郁的格局彻底稳定了下来。阳失温煦之力，手足彻底保持寒冷；阳败不化水谷，人食欲不振，腹痛下利。人这回彻彻底底成了纯阴寒病。说到这里，想必大家都知道该怎么治，这就是太阴病，用温补之法即可。不过小水牛要补充一点，温补之"补"，除了补阳之外，有时候也需要补一点阴。

《伤寒悬解》说："热来则伤肾肝之阴，厥来又伤心肺之阳，厥热之胜复不已，则正气之损伤为重，养虎遗患，非计之得者也。"

凡参与战争，几乎就不可能不受伤，水火在反复交战的过程中各自都会有伤亡。当暴热来袭时，其会灼伤肝肾的阴水；当厥寒来袭时，其会浇掉心肺的阳火。总结来看，随着战争的进行，阴阳都会不断损伤。因此，当阴水取胜而病寒时，阴水也有可能出现虚少不足的情况。

肾脏就好比一个湖，整个鄱阳湖结冰了，是寒；我家门口那个臭水池结冰了，也是寒。如果人是一个结冰的鄱阳湖，那么好办，直接烧火化冰就行，冰化完后自成一湾满盈的肾水。如果是一个浅得能看到底的臭水池，就不能直接烧火化冰了，化完之后可能剩不了几滴水，肾中的寿元该枯竭而死了。如此水浅而寒的情况，叫"阴虚厥寒证"（《伤寒经注》），人此时又缺阳又缺阴（实际也属于我们说过的阴阳两虚病），见"手足厥寒，脉细欲绝"。治疗如此患者，就该既补阳又补阴，不往里添燥热的柴火，而是直接加注热水，让其融化、润泽寒冷、干燥的肾脏，怎么做呢？掌声有请全书最后一张方——当归四逆汤。

当归四逆汤

当归三两；芍药三两；桂枝三两；细辛三两；通草二两；甘草二两，炙；大枣二十五枚。

上七味，以水八升，煮取三升，去滓。温服一升，日三服。

甘草、大枣培土补中，化水火生化之源；桂枝、细辛、通草温阳通郁，扬阳火乾父之气；当归、芍药炎阴益水，滋阴水坤母之体。乾坤合璧，鸾凤和鸣，阳温阴润，自当和谐无疾。

关于阴虚寒病，虽然仲景说得不多，但在生活中很常见。人因为阳虚病寒，出现了脾胃不运、饮食不化的情况。由于吃得少，正气补充得少，慢慢地阴阳都会虚。生活中瘦骨嶙峋、有气无力、无精打采的人往往都是这种情况，所以当归四逆汤其实有着很大价值，很多人都适用。尤其平时食欲不振，手脚发冷，一到经期就痛得不行的女同志们，你们不妨对证下药，服用当归四逆汤，这汤经前可止痛，经后可养颜，实乃妇女必交之友！

热胜阳复，必便脓血

虽然阴水守住江山的剧情经常上演，但阳火成功夺权的戏码也是不少。

斩木为兵的阳火在昏天暗地的战斗中，彻底推翻阴水的统治。胜利的烈火冒腾而上，这回任凭阴水怎么努力收都收不住了。火彻底在上焦站稳脚跟，只见其不断变旺，从上烧到下，烧灼肺胃之津，这就成了阳火旺盛的阳明热病。

俗话说，越被剥削过的人越渴望剥削别人，刚刚从镇压中走出来的阳火就这么迫不及待地走上了剥削之路。

由于风寒束于表，阳火没法外出，转而就往下冲，它是见啥冲啥，只见人大便脓血。是的，肝中的阴血成了被迫害的对象。早在阳火于肝中聚集时，一些流动的阴血就被郁火烧成了血块，如今阳火怒冲而下，会顺带把这些血块冲刷下去，人因此拉脓血。"便脓血"是阳火取胜的标志，如果人厥冷了几天，发热了几天，本该再度厥冷的时候，却不再冷而持续地热，并且大便脓血，那么就表明阳已胜阴不再来，就像程应旄老师说的："热在后而不退，则为阳过胜，过胜而阴不能复，遂有便血诸热证。"

看到便血不用怕，这本质就是阳热下逼的热利证而已，用黄芩汤（汪琥老师力荐）清去燥热即能止。

不清也行，人拉着拉着自动会停，只不过到那时就成了火旺土燥的阳明实热证。

阴平阳秘，世界大同

历史的经验告诉我们，战争的结果往往就是胜与负，之所以有这样的经验，是因为历史上绝大多数的人打着打着都忘了战争的初衷——为了和平。

《伤寒论》曰："伤寒厥五日，热亦五日，设六日当复厥，不厥者，自愈。厥终不过五日，以热五日，故知自愈。"

除了胜与负之外，厥阴病还有一种结局——阴阳握手言和，患者不治而愈。当阴阳在交争的过程中，如果形成了阴阳势力对等的局面，表现在人发冷五日，发热五日，时间相等，那么阴阳两股势力在胜复轮转时，会逐渐交融，阳潜于下温水，阴升于上清火，最终变成阴平阳秘、上清下温的健康状态。大家没有看错，从寒病中"火山爆发"的人，经历反复厥热后，最终可能不治而愈，人啥药也没吃，就这么好了。世界就是这么神奇！

阴阳调和，水火既济，心肝脾肺肾五大洲，黄红白黑各色虫和菌,欢天鼓舞,用他们的汉语、俄语、英语、日语合唱和平之歌。

这一刻,世界大同,天下一家。

谶曰:

无城无府,无尔无我,天下一家,治臻大化。

颂曰:

一人为大世界福,手执签筒拔去竹,红黄黑白不分明,东南西北尽和睦。

第三十六论

无言的智慧——

医者，象也

随着世界大同，《伤寒论》的旅程也就接近尾声，也到了跟大家坦白的时候了。很抱歉，从开篇的鸡汤开始，水牛就给你们下了迷药，为的就是引你们安心上我的贼船，好让我将一个怪怪的思想潜移默化地移植到你们的脑袋里。为了检验一下我的阴谋是不是已经得逞，我想最后问大家一个问题：如果来一个人，疲倦，食欲不振，拉肚子，舌苔白腻，脉象沉弱，不要做过多思考，请告诉我，你的第一反应是什么？

小水牛，这不就是水寒土湿，木气郁积而下吗？

好，那如果患者再告诉你脸上还长痘了，喉咙有点热，又是怎么回事？

那应该就是右路还有胃湿火逆的问题。

哈哈，看来阴谋得逞了。来一个患者，你们会第一时间在脑中勾画出这个患者的圆运动之象，这就是我处心积虑想达成的阴谋，这个阴谋有个专业代号——象思维。

"象思维"这个名词，小水牛就不解释了，你我一向不喜欢这些名词，我喜欢实际的。什么是实际的？实际就是治病其实很简单，就分两个步骤：

第一，这人身体里的圆现在是什么情况？

第二，怎么把它变回正常？

以圆为王，以象为明，观圆中之象定乾坤，这就是象思维。它能让我们摆脱条文枷锁，解开思想束缚，走出一条特立独行、游刃有余的行医路。

来一个人，我就想知道他的圆运动现在是什么情况，哪里寒，哪里湿，哪里堵，哪里瘀，整个呈现什么状态。知道这个就够了，至于什么八纲辨证、六经辨证的辨证方法，对不起，我都不懂，我也不想懂；接着该温水温水，该燥湿燥湿，该清火清火，反正不把圆调成阳升阴降、左晴右雨的健康状态，我绝不罢休。至于什么通因通用、塞因塞用、热因热用的治法，我统统也不懂，考起试来肯定很糟糕，可是我不在乎。因为我的患者好了，这还有什么好说的？

帅吧？就是这么帅，就是这么洒脱！

虽然《伤寒论》讲的只是人受了风寒后会发生的事情，但我们知道那是一个"热益热、寒益寒"的过程，整本书其实已经囊括了内伤杂病之人可能出现的各种情况，所以我们不需要在治疗方法上格外地用功，有医圣这本旷世神作在手就足以应付了。在未来的日子里，我们需要的是专注于提升诊断能力。医术说到底，最终就是比拼诊断功力。只要把圆的情况看得清楚，一切都好办，该清热清热，该温里温里，也不愁找不到对应的好方，《伤寒论》里随处都是称手的绝世兵器。

随着夜以继日的努力，随着诊断能力的攀升，我们将朝着一个至简至圣的境界前进。你们可知道，中医最高境界是什么样子的吗？换个问法，如果我们只需要用"眼"就能将人体圆运动的情况看得一清二楚，你猜会发生什么样的事情？

事情可就太美妙了。假设我现在能将圆的情况"看"得一清二楚（过去无数的夜晚我都在做着这个假设），那么从今天起，我不再需要体会阴阳、五行等任何概念，不再需要知晓水生木、水克火等任何理论，也不用再推演什么火山爆发的疾病发展过程——因为来一个人，他哪里有问题我看得一清二楚，他是左边热气被堵住了上不去，她是右边中间有一团火球。

知道问题在哪里，把问题解决，把圆恢复正常，人就好了。而且下的药对不对，对到什么程度，什么时候可以痊愈，一切尽在掌握之中，要知道"圆"就在我眼皮底下变化着。到了如此境界，甚至可以不用下药。你会发现患者在自然环境中的不同地方，体内的圆会有相应的变化。到了某个地方、某棵树下，如果看得出其圆运动正在自主修复，那就让他待在那棵树下，等好了再走。

自然而然，无须解释，信手拈来，大彻大悟，这就是真正可以去接近、去实现的"般若智慧"。

修得真神通，舍掉后天的种种学识，腾出一个空灵无比的心，用来装下这个世间所有的爱。

愿梦想成真！

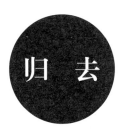

定风波·莫听穿林打叶声

莫听穿林打叶声，何妨吟啸且徐行。

竹杖芒鞋轻胜马，谁怕？一蓑烟雨任平生。

料峭春风吹酒醒，微冷，山头斜照却相迎。

回首向来萧瑟处，归去，也无风雨也无晴。

低头愁了时光，翻卷忘书，宛如游世；挥手乐了风雨，提笔丢字，仿似言情；归来，酒与诗，月下与孤灯，我与你，后会有期。

壬寅年·秋